東大
No.1 頭脳が
教える
★★★

頭を鍛える 5つの習慣

水上 颯
SO MIZUKAMI

三笠書房

効率を最大化する6つの方法

CUSTOM 1

勉強

まずは「自分に合ったやり方」を見つけましょう。

途中で息切れしたり、立ち止まったりしないよう、

負担が大きすぎない方法を選ぶことが大切。

「続けられる」からこそ、成果が出るのです。

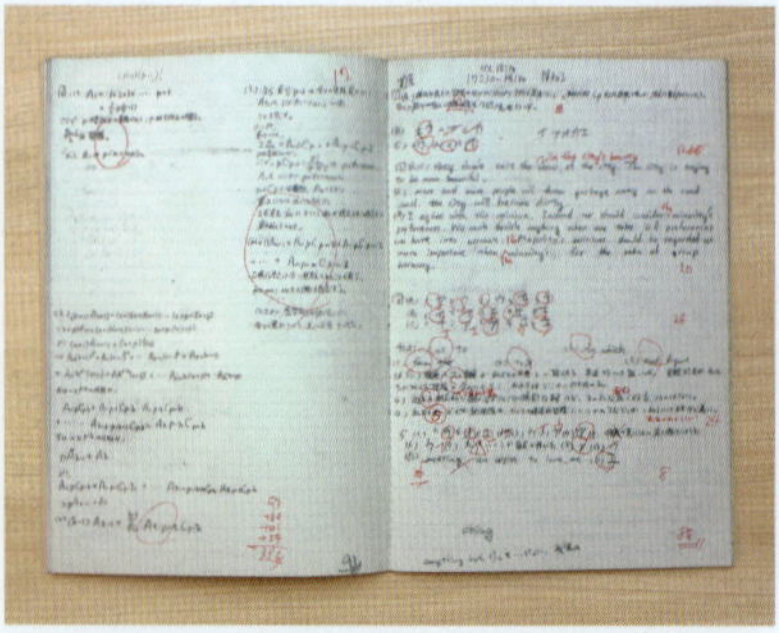

過去問や模試などで、自分の実力をチェックして、本番まで高いモチベーションを維持していきます

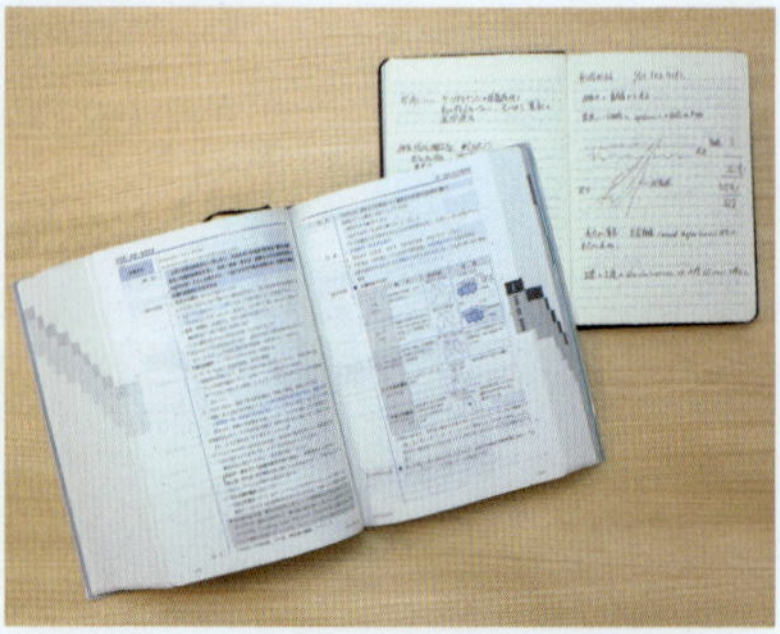

授業中には「ノートを取らない」と決めています。ノートは「情報を整理する」ときに使います

考える力がつく6つの方法

CUSTOM 2

読書

本を開くことで、新しい世界への扉が開きます。

いろんなジャンル、著者の本を手に取れば、

それだけ自分の「思考の幅」が広がっていきます。

読書で、気軽に楽しく「考える力」をつけましょう。

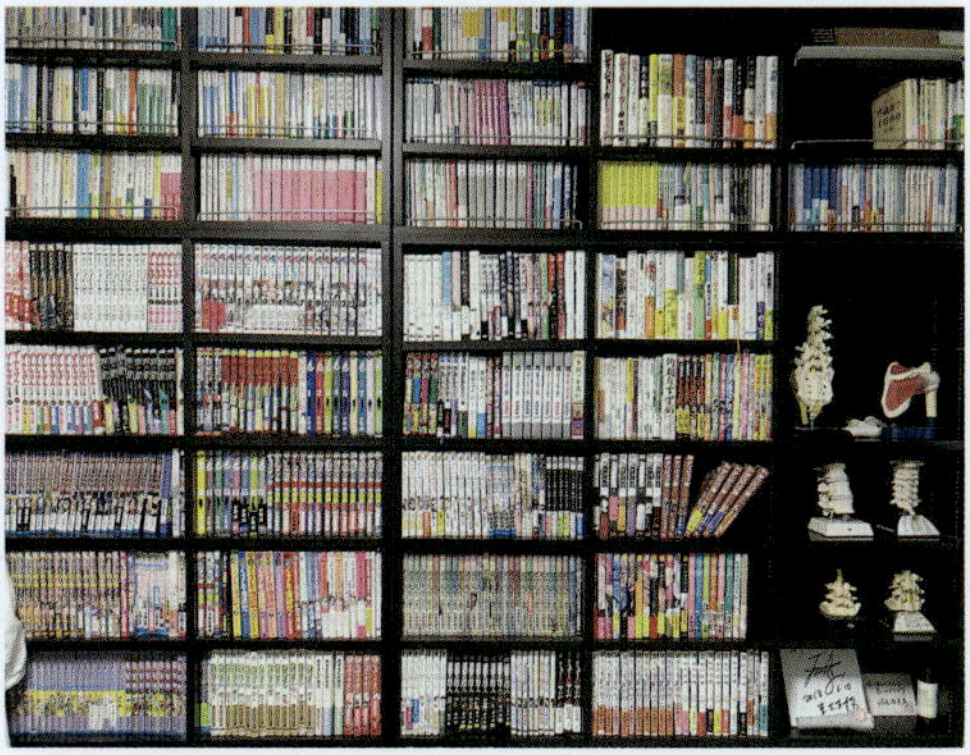

どんなジャンルも"雑多に"読みます。
本棚からもそれが伝わるはず

どんどん頭に入る8つの方法

CUSTOM 3

記憶

「暗記はつまらない」——そう思っている人は、

「覚え方」と「チェック法」を見直しましょう。

効率的に知識を増やし、それを実感する場を設ければ、

まるで「ゲーム」のように、暗記を楽しめるのです。

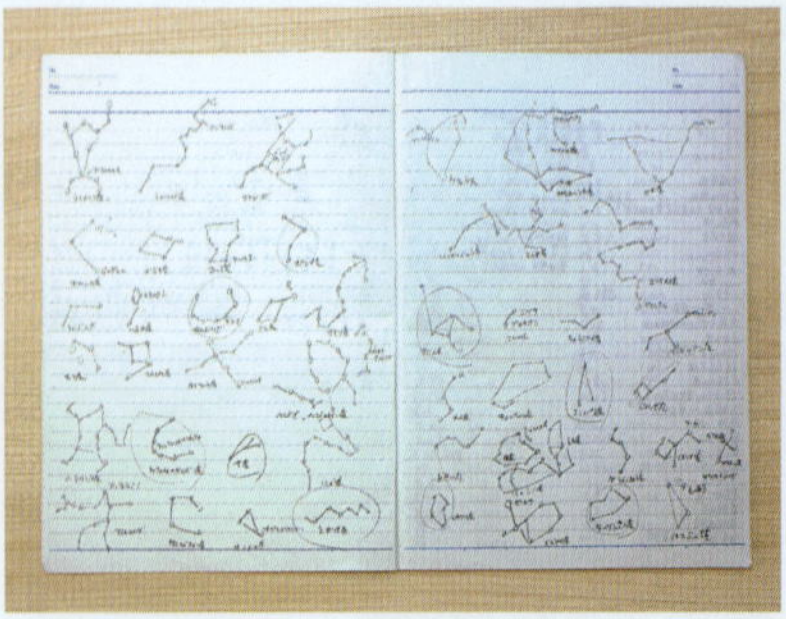

「書いて覚える」のは効果が高い方法。写真は、クイズ対策で「星座」を書き出したときのもの

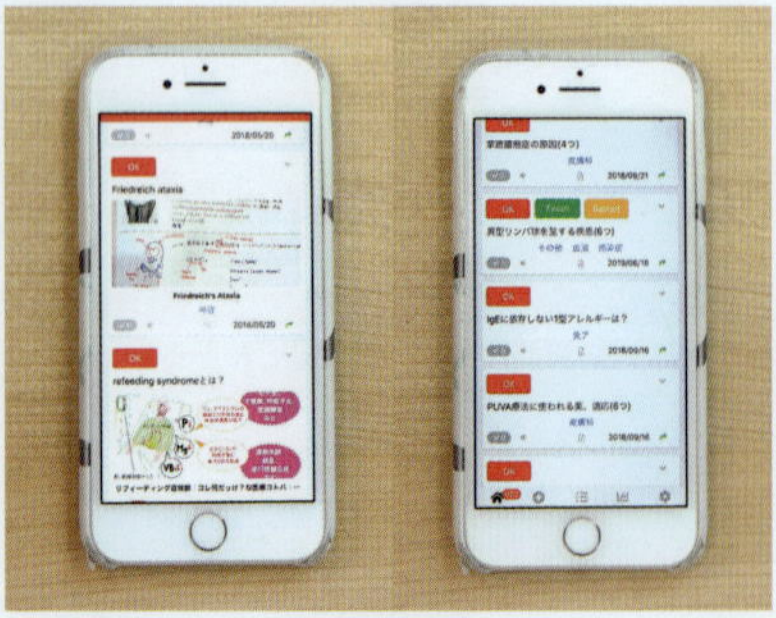

暗記アプリの「reminDO」を使えば、「忘れそうなタイミング」で通知してくれます

人生のムダをなくす7つの方法

CUSTOM 4

時間

日々の「時間の使い方」には、

その人の「人生哲学」が現れます。

何を優先して、何を諦めるのか。

今の過ごし方が将来の自分を形づくるのです。

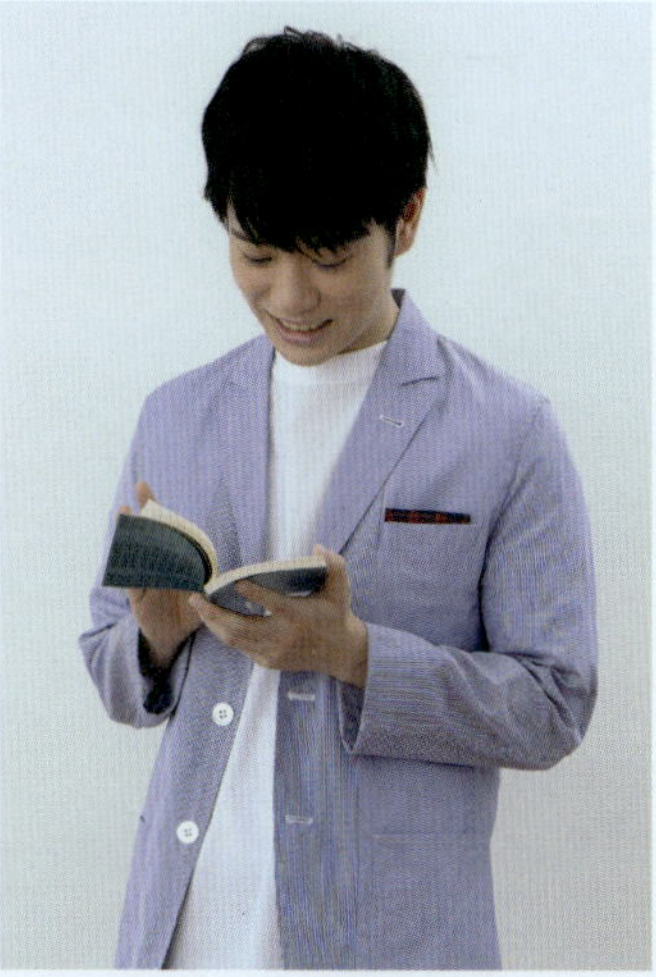

「すきま時間」にはだいたい
本を読んでいます。
「スマホ」より「読書」が
僕の優先順位です

学びを成果につなげる5つの方法

CUSTOM 5

アウトプット

今はSNSなどで、「誰もが発信できる」時代。

自分の考えをアウトプットすれば、

多種多様な反応が返ってくるはずです。

それが新たな「気づき」につながるのです。

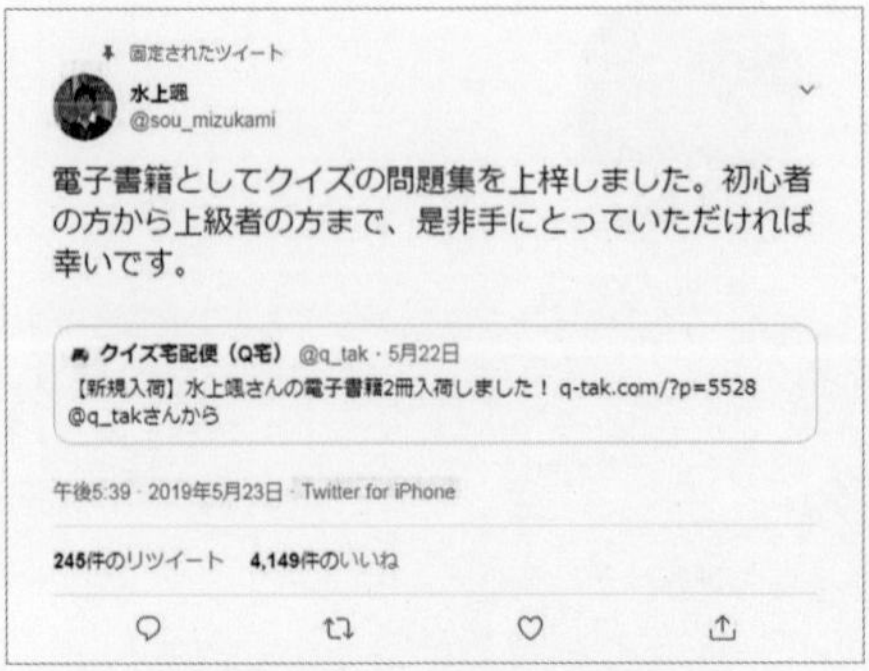
固定されたツイート
水上颯
@sou_mizukami
電子書籍としてクイズの問題集を上梓しました。初心者の方から上級者の方まで、是非手にとっていただければ幸いです。
クイズ宅配便（Q宅） @q_tak・5月22日
【新規入荷】水上颯さんの電子書籍2冊入荷しました！ q-tak.com/?p=5528 @q_takさんから
午後5:39・2019年5月23日・Twitter for iPhone
245件のリツイート 4,149件のいいね

クイズの問題集の出版などを通じて、「積み上げてきたもの」を、広く発信するようにしています

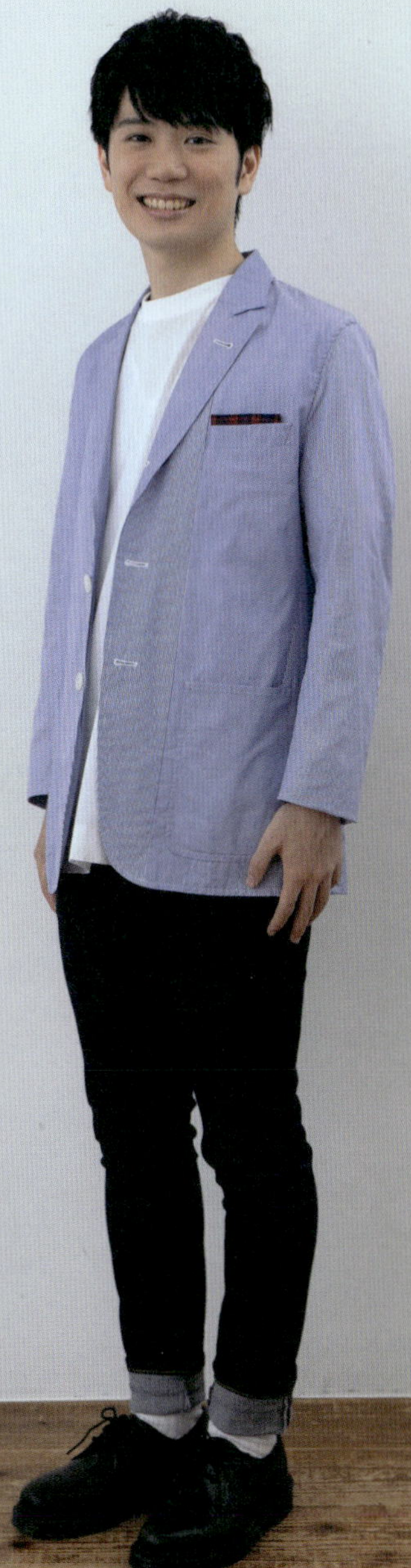

「才能」でも「素質」でもなく、「習慣」で頭は鍛えられる。
それを伝えたいという想いが、この本の出発点になっています。
みなさんの勉強や仕事、日々の生活が、「習慣」によって、少しでも
いい方向に進んでいってくれれば、とてもうれしく思います。

はじめに

「天才」という言葉は好きじゃない
「習慣」で僕はここまできた

最初に、僕の簡単な経歴と、この冒頭の言葉について説明させてください。

僕は開成高校在学中に全国高等学校クイズ選手権で優勝し、その後、東京大学理科三類に現役で合格しました。現在は東大医学部の6年生です。

高校生クイズで注目を浴びてからというもの、テレビに出演したり、雑誌の取材を受けたりする機会が増えてきました。『東大王』というテレビ番組には、東大王チームのリーダーとして、出演させてもらっています。

その際に、「天才」「異才」などと紹介されることがよくあります。ただ、僕はこの表現にずっと違和感を持っていました。

なぜなら、僕は天才、つまり、「もともとできる人」ではないからです。そうではなくて、自分なりに効率的な勉強法を追求したり、読書で幅広い知識を吸収したりといった、日々の「積み重ね」で、少しずつ頭を鍛えてきたのです。

「才能」でも「素質」でもなく、「習慣」で僕はここまできた。そう自負しています。

〝天才〟物理学者のアインシュタインは、「天才とは努力する凡才のことである」という言葉を残していますが、僕もこの言葉に全面的に同意します。

より豊かに、多くのものを受け取れる頭をつくる

頭を鍛えるというと、勉強の成績に結びつけて考えられがちですが、もっとずっと幅広いメリットがあります。視座が上がって以前は見えなかったことが見えるようになったり、相手の話していることが深く理解できるようになったり、仕事や人間関係などにもいい影響が出てくるのです。

物理学の用語に「減衰《げんすい》」というものがあります。物質の強度などが徐々に減少していくことを意味します。実は、僕たちの頭の中でもつねに減衰は起きていて、もともとあるものよりも受け取れる分量は少なくなります。「1を聞いて10を知る」どころか、10を聞いても半分くらいしか理解できないのが普通です。

ところが、思考力や知識力がついていると、その減衰が抑えられるので、新しいことを覚えるにも効率的だし、すでに知り尽くしていることもより豊かに多角的に見ることができるようになります。

人と話をしているときも、本を読んでいるときも、旅先で風景を眺めているときも……、ありとあらゆる場面で考える力は生きてくるのです。

本書では、僕が頭を鍛えるためにやっている、勉強、読書、記憶、時間、アウトプットの「5つの習慣」を紹介していきます。

この中から役立ちそうだと感じたものがあれば、まずひとつでもいいので、実践してみてください。ただし、無理は禁物。人間はさぼりたい生き物なので、負荷をかけすぎては途中で投げ出したくなり、習慣化できません。

だから、ラクにできることから始めてみてください。

たとえば、「疑問メモ帳」をつくるという方法があります。

僕たちは毎日、何かしら新しい情報に接しています。しかし、多くの人はそのままスルーしてしまい、知識を身につけるチャンスを逃しています。

そのチャンスを逃さないために、知らない言葉やふと湧いてきた疑問をメモしておくのです。こうした習慣をつけておくと、1日数個は確実に新しい知識が得られるようになっていきます。

僕はクイズ番組で、「どうしてそんなこと知っているんですか？」と聞かれることがありますが、それは、この「疑問メモ帳」で着実に知識を増やしているおかげなのです。

ほかにも、**僕の思考力や知識力を伸ばすのに役立っている方法をたくさん詰め込みました。**「才能」でも「素質」でもなく、「習慣」で頭は鍛えられる。みなさんが、本書をヒントに、僕のこの考えをどんどん証明していってくれれば、とてもうれしく思います。

水上颯

CONTENTS

東大No.1頭脳が教える 頭を鍛える5つの習慣

3章

記憶の習慣 「どんどん頭に入る8つの方法」

4章

時間の習慣「人生のムダをなくす7つの方法」

5章

アウトプットの習慣「学びを成果につなげる5つの方法」

協力／株式会社オフコース
編集協力／中村富美枝
撮影／よねくらりょう
本文デザイン・DTP／根本佐知子（梔図案室）

1章

勉強の習慣

「効率を最大化する6つの方法」

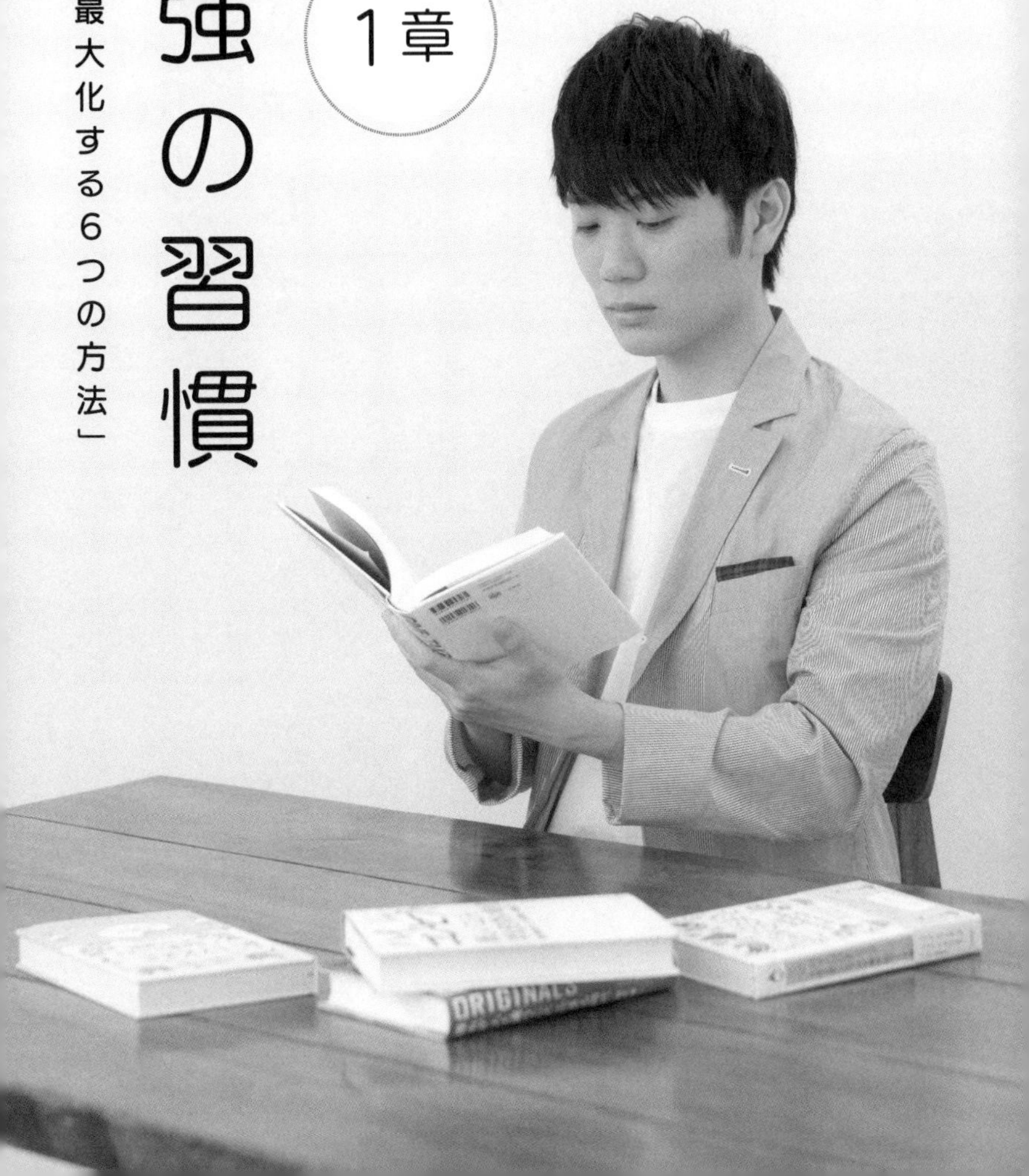

NO.1 <<<

「小さな目標」をクリアしていく

「どう進むか」が肝心

僕たちが勉強するときは、必ず何かしらの目標があります。まったく目的がないのに勉強できる人なんてほとんどいないでしょう。

目標は人それぞれで、「○○大学に合格する」「○○の資格を取る」といったプラクティカルなものから、「英会話ができるようになる」「世界史の知識をつける」といったやや漠然としたものまであります。

そのとき、大きすぎる、あるいは遠すぎる目標を立ててしまうと、そこに到達するまでの道筋がわからないという事態が発生します。「○○大学に合格する」という目標があることはたしかだけれど、何をどれくらい勉強したら合格できるかが見通せずに途方に暮れてしまうのです。

そういう状態で「とにかく頑張ってみよう」「やればできるだろう」と見切り発車すると、やがて行き詰まってしまいます。

これは、登山の装備も計画も持たない探険家が、いきなりエベレストに登ろうとしているようなものです。

とにかく上に行けばいいと思って一合目から登り始めても、適切な準備をしていなければ、やがて道に迷い遭難してしまうでしょう。

だから僕は、大きな目標にそのまま向かうことをせず、**小さな目標＝スモールステップに分解していく**ようにしています。

スモールステップの設定方法には、2つのパターンがあります。

ひとつが、大きな目標に到達するまでの道筋を整理し、スケジュールに落とし込んでいく方法。

たとえば、「大目標＝大学合格」のためにマスターしなければいけない参考書が10冊あるとしたら、中目標として1冊ずつの締め切り日を決め、さらに1冊の内容を章や項目ごとに分け、それぞれをいつまでに読破するかというような小目標に振り分けていきます。

こういう方法をとれば、うんざりするような大量の参考書でも、いずれやり切ることができるでしょう。

ただし、これはコツコツやるのが得意な人でないと大変です。

階段を地道に一段一段上がっていけば、やがて目的地に到達できます。しかし、一段上がるたびに「また、同じように上がっていかなくてはならないのか」と、苦しく感じることもあるでしょう。

そもそも、全体の見通しをある程度立てられる計画性がないと、大目標から中目標に分解していくことすらままなりません。

取材などで、計画性をもって勉強するためにはどうすればいいのかと聞かれることがありますが、たいていの人間には計画性なんてないものです。

だいたいの見通しから毎日のノルマを逆算できるのは、たくさん経験を積んだ人だけと考えておきましょう。

「日めくり式」で、自分のペースで

僕はコツコツバージョンだと挫折してしまいそうな気がするので、もうひとつの「日めくり式」で、小さな目標を決めて進んでいくようにしています。

大きな目標を達成するためにやらなければならないことを、あまりぎちぎちにスケジュールに落とし込まず、そのときの気分で1つひとつ片づけていくのです。

「これがとりあえずできた！」

ここで一度達成感を得て、それから「じゃあ、次はこれをやってみよう」と、**日めくりカレンダーをめくるように次々と新しいことに取りかかるイメージ**です。

たとえば、あなたが絶対に受かりたい大学があるとします。英語の実力は今は60点くらいだけれど、合格するには80点くらいは取りたい。そんなとき、闇雲に点数を追ってはいけません。自分の実力のうち、足りていない部分を見つけてみる。単語の力が足りていなかったら、まずは英単語帳を1章だけ進めてみる。やる気が出てきたら2章、3章と進めていくし、うまく気が乗らなかったら別の教材に移ってもいい。

そうやって自分のペースで進めていくと、長文の読解問題でもこれまでよりスラスラ読めるようになっていることに気づきます。

こうして、「できること」が増えていくのはうれしいものですし、自分の成長も実感できます。だから、次のことに手をつけるのが苦ではなく、むしろ楽しみに感じられます。

ポイントは、**意識するのを、あくまで目の前の小さな目標だけにする**こと。その先に大きな目標があることは、あえて忘れてしまうくらいでいるほうがスムーズに進んでいけます。

「自己評価」と「現実」のズレをなくす

ただし、こうしたやり方だと、大きな目標への道筋はきれいな一本道にはなりません。場合によっては、大きな目標とは関係のないことや間違ったことをしてしまうかもしれません。

そうならないためにも、取りかかろうとしている小さな目標について、なるべく言

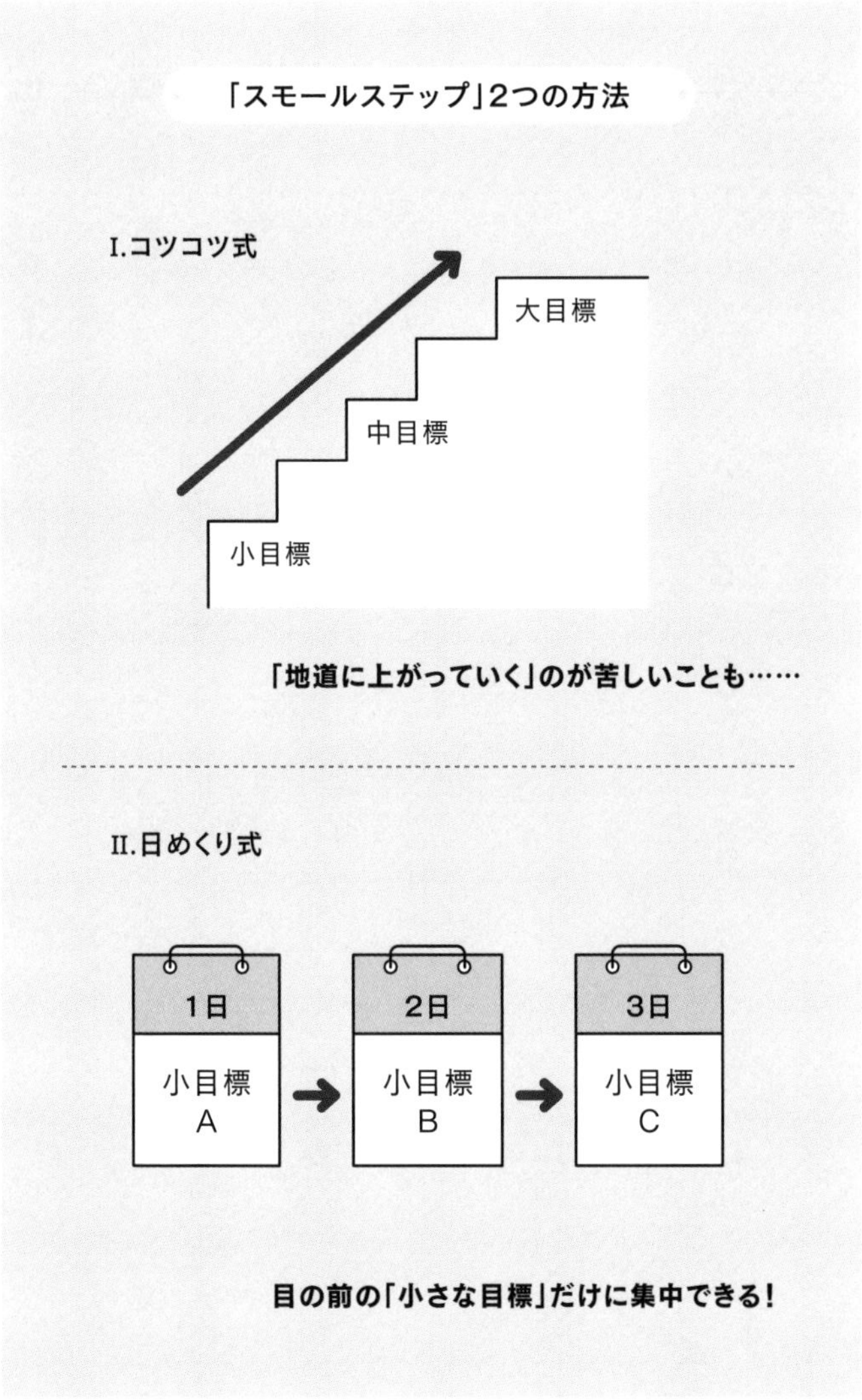
「スモールステップ」2つの方法
I.コツコツ式
大目標
中目標
小目標
「地道に上がっていく」のが苦しいことも……
II.日めくり式
1日
小目標
A
2日
小目標
B
3日
小目標
C
目の前の「小さな目標」だけに集中できる!

語化あるいは数値化できるようにしておくといいでしょう。

「今、何ができるようになろうとしているの？」と自分に問いかけ、そのうえで「背理法を使った証明ができるようになった」「リスニングは7割できたけれど、文法はまだ4割しかできていない」などと確認しておくことによって、自己評価と現実のズレを最小限に抑えることができます。

僕たちの自己評価は、たいてい現実とかなりずれています。しかも、高いほうにずれがちです。

「この人には勝てるな」と思う相手は、多くの場合同程度の実力だし、「同じくらいだろう」という相手は、自分よりもかなり上ということがほとんどなのです。こうした自分に対する過大評価が顕著になってくると、いつの間にか大きな目標から脱線した方向に進んでいってしまいます。

小さな目標を達成しながら、一歩ずつ大きな目標に向かっていくためにも、**「今、何を目指していて、どれくらいできているのか」を言葉や数値で明らかにしておく**ことが大切なのです。

「ラクをする」から結果が出る

人間は自分に甘い評価を下すといいましたが、それは当たり前のこと。人は放っておけばラクな道を進み、楽観的な思考をしたがるものだし、それでいいと思います。だから、**勉強に関しても「自分に優しく」は大事**です。頂上が見えないような大きな目標を掲げたときには、少しでもラクできる道を選びましょう。苦難の道を行くことは決してプラスにはなりません。

「根性で一気に頂上まで登ろう」と砂利道も荒れた道も気にせずに自分を追い詰めるような方法は、長い人生でずっと続けられるものではありません。人間、尻に火がついて追い詰められると火事場の馬鹿力が出るものですが、スプリントの速度でマラソンが走り切れるわけはないのです。

追い詰められて出す120%の成果は、寿命を縮めて得たボーナスのようなものです。肩の力を抜いて70%くらいの力で取り組むことが大切だと思います。

たいていの日は、やる気なんて満ち溢《あふ》れていないし、元気満タンで朝を迎えられる日もそんなに多くはありません。十分なモチベーションと万全のコンディションを揃《そろ》えて勉強できる日なんて、せいぜい3割や4割くらいじゃないでしょうか。「頑張る」のではなく、「続けられる」強度で勉強に取り組むのが、残りの6割や7割の日を乗り切る秘訣だと思います。

それに何より、自分を追い込むようなやり方は、全然楽しくありません。人生において、楽しくないことをやる時間は、極力減らしたほうがいいと僕は思っています。

そもそも勉強自体、「楽しみを見出す」なんてきれいごとはいえても、実際多くの場合、退屈で面倒なものです。なので、**方法くらいは自分を甘やかして決めていいはず**です。

まとめ

- **大きな目標より「小さな目標」に目を向ける**
- **小さな目標には「コツコツ式」と「日めくり式」がある**
- **少しでも「ラクできる方法」を選ぼう**

NO.2

「自分に合った勉強法」の見つけ方

僕が「ノートを取るのをやめた」理由

僕は高校生の頃、ノートを取らずに授業を受けるようにしていました。そのほうが**「自分に合っている」**と思ったからです。

高校に限らず学校の授業というのは、先生が何か説明しながらその要点を黒板に書くという形で進められます。生徒は、黒板に書かれた内容をそのままノートに書き写していきます。でも、書き写すために使っているのは目と手で、実は頭はあまり使っていないのではないでしょうか。

そのため、しっかり内容を理解するには、書き写したノートを見直しながらもう一度考える必要がありますよね。僕はそれを二度手間だと考えたのです。

また、ノートを取るために下を向いて書き写していると、どうしても書くことに集中してしまい、先生の説明が耳からこぼれ落ちていきます。

一方で、**「ノートを取らない」と決めてしまえば、「この場で覚えなければ」という緊張感もあって、一生懸命頭を使います。**先生の話を聞いてその場で理解しながら授業を受けられます。

加えて、ずっと先生のほうを見ていられるため、話していることも頭に入りやすいし、手が空いているのでわからないことをその場で調べることもできます。

なかには、教科書の内容を覚えるためにノートに書き写すという人もいます。自分なりにまとめ直す、というのは非常にいい勉強法だと思いますが、そのまま書き写すのはもったいなく感じます。

それならば、もともと教育のプロがわかりやすくまとめている教科書や参考書を覚えて、自分なりにプラスの情報を書き込んでいくほうが効率的。すでにまとまっているものを再度まとめるのは二度手間です。書き写したことで覚えたような気になってしまい、実際には頭に入っていない人も多いように思います。

教科書にしろ黒板にしろ、書き写している時間は「勉強している」とはいえず、その時間の生産性はあまり高くありません。それより、**書き写す時間を「考える」ことにあてるほうが、ずっと理解が深まるはず**です。

常識に縛られずに「勉強法」を探る

もっとも、これは僕のケースであって、誰にでも同じことが当てはまるわけではありません。ノートを上手に利用して、効率的に勉強している人もいるでしょう。単なる書き写しではなく、情報を整理しながらノートをまとめていくのはとても有用な勉強法のひとつです。

僕は、「ノートを取るのをやめましょう」と無用なアジテーションをしたいわけではありません。**「周りの人がやっている方法に捉われず、自分に合った勉強法を探る」**ことの大切さを伝えたいのです。

周りのみんながいいといっていた方法が、自分にも合っているとは限りません。

学校の先生にノートを取りなさいと教えられたし、クラスメイトも当然のようにノートを取っている。だから、自分もノートを取る。

こういった、「当たり前」だと思っている勉強法について、一度「本当に自分に合っているのかな」と疑ってみてほしいのです。僕はあるときふと、「黒板に書かれた内容をただ書き写すことに意味があるのかな」と思い、「ノートを取るのはやめよう」という結論にたどり着きました。

もちろん、多くの人が実践している方法というのは、それだけ取り入れられている理由があるので有用なことも多いですが、それでも「疑ってかかる」くらいは必要です。疑った結果、自分にも合っていると思ったのなら、そのまま自信をもって続ければいいのです。

この本も「疑って読む」べき

最後に、勘のいい人は気づいていると思いますが、**「疑ってかかる」べきなのは、この本に書かれていることも同じ**です。

本書で紹介しているのは、僕自身が実践している方法にすぎません。もちろん、多くの人に使えそうなものを選んでいますが、それでも読者全員にとって役に立つということは残念ながらありえません。

無批判的にすべて受け入れるのではなく、「これは使えそうだ」と思ったものを取り入れてもらえればと思います。

そういった**取捨選択を繰り返すなかで、少しずつ「自分なりのスタイル」が確立していく**はずです。それが、どんなに変わったものであっても、自分にとって「一番効率のいい勉強法」なのです。

まとめ

- **勉強は「自分なりのスタイル」を確立しよう**
- **「当たり前」だと思っている勉強法も一度疑ってみてほしい**
- **疑った結果、僕は「ノートを取る」のをやめた**

NO.3

「得意を伸ばす」より「苦手を潰す」

「東大に入れる人」の共通点

学習には、大きく分けて2つあります。ひとつは、広範な知識を身につけ、基礎学力を培うためのもの、もうひとつは、自分の専門性を極めていくためのものです。中学生や高校生までの学習はおおよそ前者で、大学以降の学習はおおよそ後者でしょう。

僕は医学部に進学してからほとんど医学の勉強しかしていません。もちろん、医学以外の知識にも触れていますし、それがクイズに生きることもありますが、基本的には勉強時間の多くは医学にあてています。

「一生の専門にしよう」と思えるような分野については、じっくり時間をかけて、狭く深く学ぶ必要があると思っているからです。

一方で、受験勉強では「合格ライン」を大いに意識し、今の自分がどのレベルにいるのかを見極めなくてはなりません。

何か飛び抜けて優秀なところがあったとしても、総合点が低ければ不合格となるのが受験の世界です。いってみれば、全体的に正解率が高いアベレージヒッターであることが重要なのです。

たとえば、数学の問題なら、天才的なひらめきは必要なく、解き方をしっかり覚えて、その通りに解いていけばOKです。

英作文だったら、ネイティブのような表現を使うよりも、減点されないことを優先して解答すればいいのです。

実際、**東大生のほとんどは、「一科目がめちゃくちゃできる天才」ではなく、「全科目がそこそこできるアベレージヒッター」**です。

抜きん出て勉強ができる人などまれで、多くは、受験のシステムを理解し、総合点を上げることで勝ち抜いてきた人たちです。

総合力を問われる受験勉強において大事なのは、「苦手を潰していく」ことです。受験は、自分のリソースを各科目にどう配分して合格点まで到達するかというゲームでもあります。

その配分においては、「伸びしろ」に着目しましょう。

得意科目なら、80点から90点に伸ばせても加点は10点ですが、不得意科目は50点から70点にというように加点を大きくできます。つまり、伸びしろが大きいのです。

それに、80点から90点に伸ばすためには、ほとんど出題されないような、かなり細かい部分までカバーしないといけません。一方、50点から70点は基礎固めをきっちりしていけば達成できます。

伸びしろという面で考えても、勉強範囲という面で考えても、苦手を潰していくほうが合理的なのです。

だから、いかに不得意科目を人並みにもっていくか、それをさらに伸ばしていくかしだいで合否が決まってくるともいえます。

僕はもともと国語と英語は得意だったので、その分、不得意な数学にリソースを集中させました。そのとき、**一番こだわったのが「人が解ける問題を落とさない」とい**

うことです。

一部の人しか解けないような難しい問題は端から捨てて、多くの人が解ける基本的な問題、「これを落としたら差をつけられてしまうな」と思える問題を確実に解けるようにしていったのです。

僕の「苦手克服法」

得意な科目の勉強は楽しくても、苦手な科目の勉強はなかなかつらいですよね。苦手な科目を得意科目にしていくのはかなり大変です。

そこで、「足を引っ張らないレベルに底上げする」と、目標のレベルを下げましょう。これもスモールステップ法の一種です。

アベレージヒッターになるための勉強では、参考書や問題集も平均的なもので十分です。あれこれ手をつける必要はありません。

僕の場合、東大受験対策として「過去問」をひたすらに解いていました。

大学の入試問題には、明確な出題傾向があり、「こういう問題が解ける人に入学してほしい」という大学側の意図が表れています。

そのため、志望校が決まっている場合は、過去問をきちんと解けるようにしておくことが合格への一番の近道です。

まだ志望校が決まっていないなら、テストに頻出する問題が載っているような、**基礎固めの問題集を繰り返しやってみる**ことをおすすめします。

数学なら、基礎的なレベルの問題集をまず1回通して解き、次にもう一度見直します。最初から解けた問題に関しては、頭の中で復習して同じように正解にたどり着ければいいでしょう。

でも、解けなかったものに関しては、ちゃんと書きながら解き直し、完全にできるようになるまで繰り返し復習しておきます。

僕自身は、この方法で苦手な数学の点を伸ばしていきました。

「英単語」も8割でOK

また、苦手というわけではないのですが、「英単語はどうやって覚えましたか」とよく聞かれるので、それも紹介しておきます。

英単語は、2000～3000語ほどが載っている英単語帳1冊を繰り返し読み込みました。僕は『鉄緑会東大英単語熟語 鉄壁』(KADOKAWA)を使っていました。これを選んだのは、限られた受験期間内に完璧に覚えられると思ったからです。

「3000語だと漏れがあるのでは?」と不安になる人もいるようですが、すべての単語を完璧に覚える必要はありません。実際の試験でわからない単語が出てきても、8割意味がわかれば英文は読み解けます。

もし、知らない単語や熟語が問われてしまっても、ここは割り切り。「英単語帳にたまたまなかった」英単語が問われるのなんて結構なレアケースなので、石ころに偶然蹴つまずいてしまっただけだと思いましょう。

英単語でも、100%を目指すのではなく、80%ぐらいでOKだと考えるほうが、効率的だと思います。その分、ほかの苦手教科にリソースを割いていくようにしましょう。

「見たことあるのに解けない……」が一番キツい

もちろん、いろいろな参考書や問題集を使う方法を完全に否定するわけではありません。

しかし、勉強時間には限りがあります。受験までに1年間あったとして、ひとつの科目にかけられる時間はせいぜい3カ月くらい。そこであれこれ手を出していると、本当に大事な基礎固めがおろそかになりかねません。ここは、冷静な判断が求められるところです。

それに、中途半端にいろいろやっておくことには、意外なマイナス面があります。**大事な試験の当日に、何がダメージになるかといったら、「この問題、どこかで見たことある」と感じながらも解けないこと**です。

最初からまったく知らないのなら、「これは一部の優秀な人だけが解ける問題だな」と無視することができます。でも「見たことがある」とそうはいきません。

「どこかで見た。見たということはやっているはずだ。それなのに解けない」

これは、ものすごい焦りを生み、その科目だけでなく、その後の試験にも悪い影響を与えてしまいます。

中途半端にいろいろやっておくと、「どこかで見た」状態に陥りやすくなります。それよりも1冊に絞り、**「見たことがある問題は完璧に解ける」状態にしておく。**そのほうが、試験当日、「解ける問題」だけに集中でき、実力を発揮しやすくなります。

まとめ <<<

- **受験では「総合点」の高い人が合格する**
- **「得意を伸ばす」より「苦手を潰す」ことに時間を使おう**
- **基礎固め重視で「一度見た問題は完璧に解ける」ように**

NO.4

「チェックポイント」をつくっておく

「楽しみ」を見出してモチベーションアップ

勉強は、一種のスポーツとして捉えるとモチベーションが保ちやすく、かつ学力アップにもつながります。

とくに、**テストや試験はすべてスポーツの試合と同じ**だと僕は思っています。東大の入試も、「ライバル（ときには自分自身）との勝負」を楽しみながら少しずつ力をつけていき、合格をつかみとることができました。

大学受験に限らず、資格試験などでも、それなりに長い期間、取り組まないといけません。1年で終われればいいほうで、2年、3年先を見据えて努力しなければいけない場合もあります。でも、そんな遠い目標に向けて強い意志を持ち続けるのは大変。どこかに楽しみを見出さなければ、やっていられません。

このときに、最終的な勝ち負けだけに注目するのではなく、**途中にいくつか自分なりの採点ポイントを設けるのがコツ**です。

たとえば、テニスなら「ゲーム」や「セット」、野球なら「イニング」がありますよね。その1つひとつの勝負を味わう感覚です。

こうしてスモールゴールをいくつも設定してあげることで、心が折れそうになるのを防ぐことができます。

考え方しだいで、楽しみながら取り組めることはたくさんあります。

たとえば、僕が積極的に楽しんだのが「センター試験」です。「信じられない」という声が聞こえてきそうですが……。

センター試験は、全国で60万人近い受験生が一斉に同じ問題に挑みます。自分の試験会場だけでもたくさんのライバルがいますから、その雰囲気に飲み込まれて逃げ出したくなる人もいるでしょう。

でも、ものすごく競技人口が多いスポーツだと考えたらどうでしょう。あの東京マラソンですら、大会に参加するのは3万5000人くらい。しかも、そのスタートは平等ではなく、一般の参加者は招待選手のはるか後ろから走り始めなくてはいけません。

ところが、センター試験はそうではありません。学年で一番だった人も、ビリに近い人も、なんのハンデもなく同じ条件で順位を競えるのです。**センター試験ほど平等な「勝負の場」はほかにありません。**

最初は僕自身、一発勝負で大学受験の結果を大きく左右するセンター試験にプレッシャーを感じていました。しかし、全国の顔も知らない同年代の人たちと勝負できる場なのだと発想を変えたら、スポーツの試合に挑むときのような高揚感やワクワク感を感じられるようになりました。

模試で「リアルな実力」をチェック

本番の試験がスポーツの大会だとしたら、模試にあたるのが練習試合です。練習試合を行なう意義は、経験を積んで試合勘をつかむことや、現在の自分のレベルを把握することにあります。

せっかく高いお金を払い、貴重な時間を割いて受けるのですから、模試をひとつの練習試合と捉え、最大限に活用しましょう。

僕の場合、模試の結果を見て「今回は調子が悪かったな。次は頑張ろう」といった評価に終わらせず、**「この問題が解けなかったのは、○○の理解が甘いからだな」「ここでケアレスミスをしたのは、時間配分がまずかったからだな」**などと細かく**分析していく**ようにしました。

とくにマーク式の模試などでは「この問題は勘で答えたのに正解してしまった」という場合もあります。

僕自身は、当てずっぽうで正解した問題には「△」のマーク、正解はしたけれど理解不足の問題には「?」のマークを記し、「○、△、?、×」の**4種類の記号で解答を管理**していました。このように、どの範囲がわかっていてどの範囲が怪しいか、自分のリアルな実力を記号化してチェックしていました。そして、「△、?、×」だった問題の横には、その問題を解くためのキーワードや間違えた理由などをメモしておきます。そうすれば、大事なテストの直前にこのメモをざっと見直して、一気に復習することができます。

一方で、模試の結果に一喜一憂しないことも大事です。あくまで模試であって本番ではないのですから、仮に「E判定を取った＝本番だと不合格の点数だった」からといって落ち込む必要はありません。むしろ本番じゃなくてよかったと自分の幸運を喜びましょう。

もともと夏や秋の模試では、現役生は1年以上長く勉強をしている浪人生に遅れを取りがちなものです。夏にE判定を取ってもそこからの伸びしろでぜんぜん巻き返せます。

逆に、それまでの積み重ねでA判定を取れた人も、慢心するのは禁物です。

受験とは制限時間が1年以上ある長い長いマラソンのようなものです。絶好調のスタートを切っても、途中で足がつったり、疲れて長い休憩を取れば逆転されて負けてしまいます。一方、最初にペースがつかめなくても、前の人の背中を追っているうち

マーク式模試は「4つの記号」でチェック

問題	解答	正誤	4つの記号	メモ
1	2	○	○	
2	5	○	△	隋の皇帝は文帝→煬帝
3	1	○	?	751年タラス河畔の戦い ×唐vsアッバース朝○
4	3	×	×	問題文読み間違い
5	1	○	○	

4つの記号

○ → 完璧に理解している
△ → 正解したが、当てずっぽう
? → 正解したが、理解不足
× → 不正解

にいつの間にか追い抜いていた、ということもよくあります。**大事なのは受験までの期間を上手に走り切るペース配分**です。

受験勉強における模試の役割は「経験値をためる」ことでもあります。本番に近い環境で問題を解き、どう対応していくべきかというパターンをいくつかつくっておくのです。模試は、自分の実力をチェックするのと同時に、そういう経験を積む場であると捉えるといいでしょう。

もっと小さいスパンで、毎日の勉強に同様の勝負感覚を取り入れることもできます。過去問を解くときも、試験のつもりでやってみるのです。

そのときに、ただ問題を解いて正解・不正解をチェックするのではなく、「〇分間でここからここまでやってみよう」と最初に決め、その時間内に実際のテストを受けているつもりで問題を解きました。そして、採点後に合格基準と照らし合わせ、自分の現在の位置を把握するようにしました。

各々の教科の苦手分野、得意分野の線引きをするため、その後も定期的に自分との「練習試合」を行ない、どこができていないのかを明確にしていきました。

弱点の分野に絞って徹底的に問題を解くことで、効率的にレベルアップを図っていったのです。

それによって、長いようで短い受験期間になんとか合格ラインまでもっていくことができました。

「時間」より「成果」重視

すべての勉強にいえることですが、**だらだら続けるのは最悪**です。いくら時間を費やしても、それで学力が伸びるわけではありません。

眠い目をこすって夜中まで勉強するのは「努力」のイデアのように思えますが、実際のところ、眠くなったら切り上げて次の日の自分に期待するほうが単位時間あたりの勉強量は増えるはずです。

大事なのは何時間やったかではなく、どれだけ力をつけたか。

「昨日よりも3問正解が増えている」

「平均よりも10点高い」

「前回と比べて5分速く全問解けた」

こうした「実力チェック」を常に自分で行ないながら、どこまで学力をアップできるかを楽しんでみてください。

まとめ <<<

- **勉強は「スポーツ」の一種と考える**
- **模試は「練習試合」。自分の実力を確認する場に**
- **「何時間やったか」ではなく、「どれだけ力がついたか」が大切**

NO.5

「やらない日」を決める

その勉強は「持続可能」か？

勉強をするときには、ある程度の負荷は必要です。簡単に解ける問題ばかりやって「今日も満点だ」と喜んでいても、成長にはつながらないでしょう。自分にはややハードルが高い内容にチャレンジして、「キツいなあ」と思えるくらいの負荷がかかってはじめて、学力も伸びていきます。

一方で、「キツいなあ」を長期間続けるのは得策ではありません。それをやっていると、やがて心と体がついていかなくなってしまいます。

筋トレなどの運動でいわれる「超回復」を勉強にも導入しましょう。超回復とは、トレーニング後に休息を取ることで、筋肉の総量が増加する現象です。最大のトレーニング効果を得るためにはインターバルが必要なのです。

少しでも効率的な勉強をするために、「いかに負荷をかけていくか」と「いかに休息を取っていくか」という相反する要素を、上手に組み合わせていくことを意識しましょう。

たとえば、「今の自分の実力から判断して、1日10時間くらい勉強しないと合格できない」試験に挑むとしましょう。たしかに、甘くはありません。歯を食いしばって頑張るべき局面ともいえます。

しかし、同時にそれは「持続可能」なものでなくてはなりません。そして、**続けるためには「休み」は必要。**僕らは機械ではないからです。

最初から「休む予定」を組み込む

1日10時間の勉強を持続可能なものにするには、少なくとも1週間に1回くらいは、「今日は午前中だけで終わりにしよう」というような休息日をもつことを自分に許しましょう。

「キツい」と感じたときには、もう脳のキャパシティに限界が来ているので、一度休んだほうが、かえって効率はよくなります。

僕の場合、「そろそろ休み時かな」と感じたらもっぱら散歩に出ています。家の周りをあてどなく歩いているだけで、ずいぶんとリフレッシュできます。

あるいは、**最初から「休む予定」を組み込んでおく**のもいいでしょう。

たとえば、1週間のスケジュールを組むときに「月・火はしっかり勉強して水の午後は休む。木・金・土と勉強して、日は1日休む」と事前に決めてしまうのです。個人的な感覚では、高密度の勉強をするためには、**3日に1日くらいは休みが必要**です。

「今度の水曜日は午前中だけ勉強して、午後はゲームで息抜きをしよう」

「日曜日、天気がよかったら自転車で遠出しようかな」

こうした楽しい予定があれば、勉強の日には「もうちょっとやっておくか」と、自分にさらなる負荷をかけることもできるでしょう。

「体調」が結果を左右する

もうひとつ、休みを必要とする大きな理由が、「負荷をかけ続けていると体を壊す」ということです。

運動はもちろん勉強でも、健康管理は最優先課題です。努力し続けるには、健康でないと難しいですし、自分が頑張ってきた勉強の成果が実を結ぶかどうかというときに、体調はかなり重要なファクターになります。

受験でも、資格試験でも合否を決めるのは「何をどれだけ勉強してきたか」ということだけではありません。それは半分くらいで、残りの半分は、**勉強してきたことをその当日に「どう出すか」にかかっています。**

たとえば、普段から8時間の睡眠を取っている人が、試験前の1週間は最後の追い込みで6時間しか眠らなかったとしましょう。単純計算したら、1週間で14時間分の知識は増えているはずですが、おそらく結果はその通りにはいかないでしょう。

僕自身、高校の定期試験前日に徹夜をしたこともありますが、それほど効果を感じられませんでした。

たしかに、必死に知識を詰め込んだだけあって、解けるようになっている問題もありました。ただ、寝不足によって集中力が落ちているからか、問題文の読み違いなど、ケアレスミスがかなり増えてしまったのです。

結果を分析してみたところ、一夜漬けによる加点も、集中力低下によるミスで相殺されるので、**徹夜してもしなくても、点数はあまり変わらない**という結論に達しました。

点数が変わらないなら、体調を崩してしまうリスクがある分、徹夜は非効率的ということになります。

そのことに気づいてから僕は、試験直前でも「今の自分の実力で勝負しよう」と考え、一夜漬けなどはしなくなりました。

それに、学校の定期試験レベルであれば、出題範囲が狭いので、徹夜で対策する意味もありますが、受験本番では範囲が広すぎて、最後の追い込みの効果は薄くなります。だから、体調に影響が出るほど頑張り続けるのは、デメリットのほうが大きくなってしまうのです。

もし、「この1年間、1日10時間休まず机に向かった」という人が周りにいたとしても、「自分にもできる」と考えないほうがいい。そういう人は、脳が疲弊してしまって効率のいい学びにはつながっていない可能性もあります。

長期的なスパンで勉強する必要がある場合は、何より**「持続可能かどうか」が一番のポイント**です。精神的にも肉体的にも万全の状態を維持したまま本番を迎えられるよう、「キツい」と思ったら休むことが必要です。

まとめ <<<

- **「どうやって勉強するか」と同じくらい「どうやって休むか」も大事**
- **最初から「休む日」をスケジューリングしておく**
- **睡眠時間を削っての「最後の追い込み」は絶対NG**

NO.6

学び始めるのは「今」が一番いい

なぜ、「今」勉強するべきなのか?

日本人の平均寿命は今も延びていて、人生100年時代が現実のものになろうとしています。僕はあと70年以上、今50歳の人でもあと50年くらい生きる計算です。

それは喜ばしいことである反面、「自分の人生をどう生きるか」について1人ひとりがより真剣に考えなくてはいけなくなるでしょう。

少しでも豊かな人生を送ろうと考えたとき、**学びによる「知」こそが、人生を支える大きな財産になる**と僕は思っています。

では、100歳までの人生を見据え、いつ学ぶのが一番多くのリターンが得られるでしょうか。

いうまでもなく、少しでも若いときがいいはずです。

10代に勉強したことは、その後70年も80年も活用できますが、60代で学んだことは20～30年しか生かせません。

勉強の本当の意義はお金稼ぎではありませんが、わかりやすくお金を例にとって考えてみましょう。

たとえば、東大出身者の年収の平均は、統計によっても微差はありますが、だいたい600万円から700万円程度とされています。日本人の平均年収はだいたい400万円程度なので、200万円ほど平均より高くなる計算になっていますね。

今の勉強より4000時間多く勉強していれば東京大学に入れる（東大生の平均勉強時間が10時間というのを信じた大胆な計算ですが）とすると、20歳から60歳まで働くとして、**勉強の日給は2万円**になります。

また、若いときなら、学ぶためのコストも少なくて済みます。

学生が、アルバイトを辞めてその時間を勉強に回したところで、ロスはしれたもの。

でも、社会人になって仕事を犠牲にしてまで学ぶことはそうそうできません。だからといって、仕事に影響を与えないように深夜や早朝に勉強しようと思ったら、今度は体力的なコストが大きくなります。

「10代の時給」と「40代の時給」を比較したら、諦めるなら「10代の時給」のほうが圧倒的にコスパがいいのです。10代のバイトの時給は1000円くらい。それに対して40代のサラリーマンの平均時給は3000円。10代のうちに勉強すれば40代で勉強するよりも時給2000円分得になると試算できます。

いずれにしても、**勉強は若くして取り組んだほうが有利**なのです。

「先延ばし」は何も解決しない

しかしながら、年齢を重ねてからの勉強には価値がないわけではありません。いくつになっても学べる人は、自分の人生を豊かなものにできるはずです。

それに、誰にとっても、今後の人生で一番若いのは「今」なのです。だから、学び始めるタイミングも今が一番いい。

問題は、時期ではなく「先延ばし」にあるのだと僕は考えています。

「学びたい」と思えることが10代で見つかっていたのに20代へ、50代で見つかっていたのに60代へと先延ばしすることで失うものが多くなります。

これは、僕自身も反省するところが大きいのです。

かつて、「先延ばしグセ」がついていた頃は、宿題でも定期試験でも、直前までほとんど手をつけず、本当にぎりぎりになってから集中して一気にやる、といったことを繰り返していました。それで毎回、なんとか乗り切れていたので、「直前まで遊んでいられて効率的だ」と思っていたぐらいです。

でも、そのツケは受験生になったときに突然回ってきました。「これまで勉強してきたことがほとんど身についていない」ことに気づいたのです。

短期間で一度に覚えたことは、その分忘れるのも早くなります。先延ばしの常習犯で、ぎりぎりまでやらないことが当たり前になっていた僕は、ほとんど積み重ねがないまま、受験期を迎えてしまったのです。

また、医師国家試験に合格した先輩たちの話を聞いていると、試験直前の対策で乗り切った人は、1年生の頃からコツコツ勉強してきた人に比べて、知識があやふやで、

「先延ばし」が損を生む理由

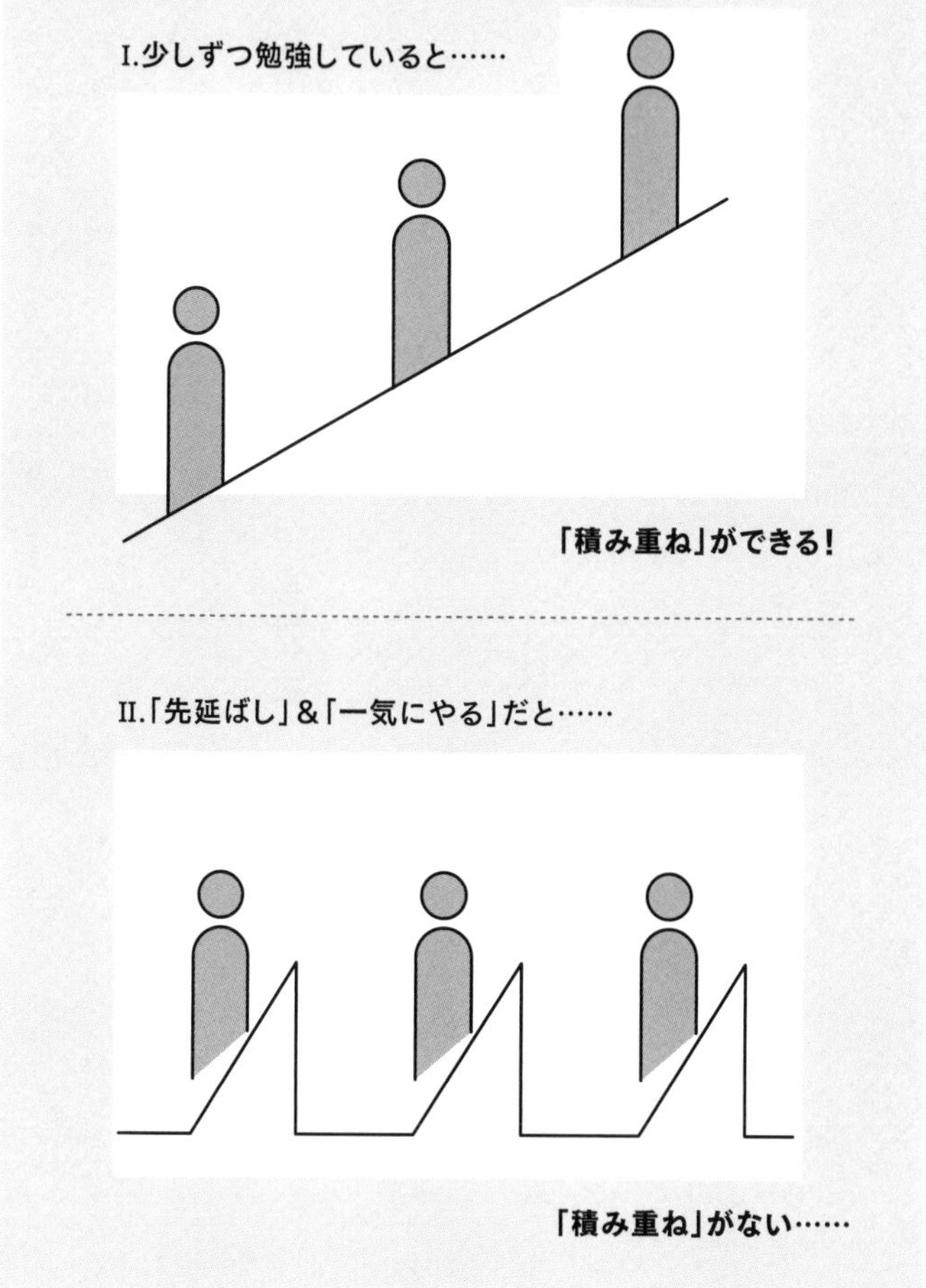

医者になってからかなり苦労するそうです。

僕自身の経験や、先輩たちの話から考えると、「先延ばしは、今はラクできるかもしれないが、長い目で見ると大きな損をする」といえるでしょう。

僕が口にしないと決めている言葉

勉強に限らずなんでもそうですが、先延ばしにすることは簡単です。その場ではラクです。でも、将来的に自分の首を絞めることになります。

だから、今でもなまけたい気分になったときは、やがて受け取らなければならないマイナスに思いを至らせ自分を鼓舞するようにしています。

僕は、ひとつ心に決めていることがあります。

「あのとき、もっと〇〇していたらよかった」という言葉だけは口にしないで生きていこうと思っているのです。そんなことをいってみたところで、まったく何の益もないからです。

僕は英会話が苦手で、留学生と話すときもいいたいことが伝えられないことにコンプレックスをもっています。なので、「小学生の頃、英語によりふれる環境にいられたら、もっとうまく話せるようになっただろう」と思っています。そのような環境にいた帰国子女の友だちをうらやんだこともあります。

しかし、反実仮想をいくらしてみても僕が小学生に戻れることはないし、山梨で虫を取って遊んだ記憶を、欧米で過ごした記憶に塗り替えることもできません。

過去を変えることは絶対にできません。だから、本当に英語力をつけたいなら、「今」から頑張るしかないのです。

もし、**「○○していたらよかった」という言葉を使いたくなったら、「今から○○を始めてみようかな」と言い換えてみる**といいと思います。

まとめ <<<

- **勉強を始めるタイミングは「今」が一番いい**
- **「先延ばし」は長期的に見るとマイナスが大きい**
- **「あのとき、○○しておけば……」という言葉は使わない!**

2章

読書の習慣

「考える力がつく6つの方法」

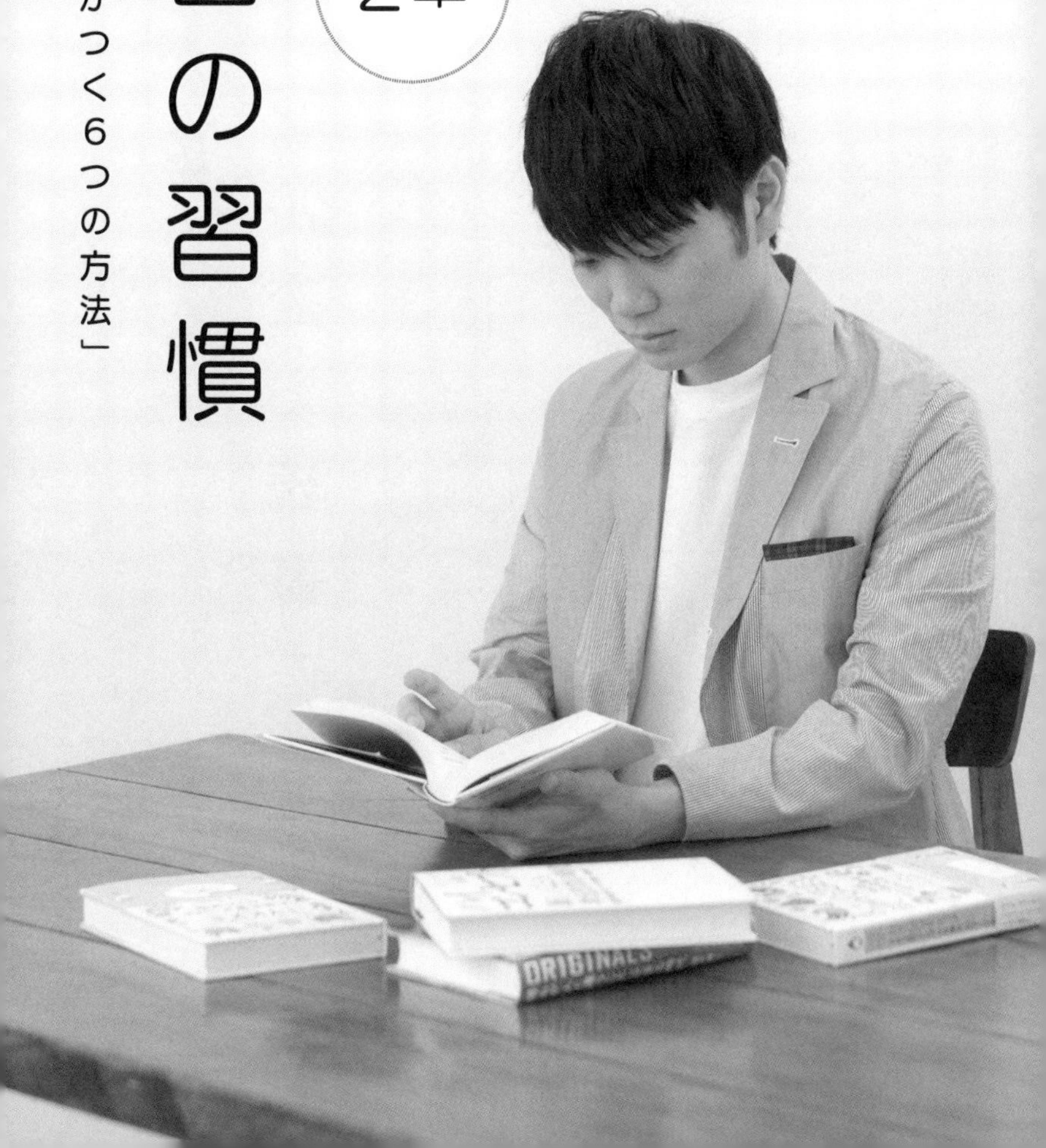

NO.1

世界が広がる「ジャンル変え読書」

「読んで損な本」なんてない

僕はこれまでたくさん本を読んできました。小学校の頃は、放課後に図書室に行き、本を借りて帰るのが日課でした。2冊本を借りて、翌日また違う2冊を借りて……というのを繰り返していたのです。その結果、卒業するまでに図書室の本はすべて読んでしまいました。

こうした読書の習慣が、今の僕をつくってくれているように思います。新しい知識が得られるだけでなく、思考力や読解力も高めてくれる読書は、頭を鍛えるトレーニングとして最適です。

ただ、残念ながら、世の中にはつまらない本というのもあります。自分の趣味に合わなかったり、内容がスカスカだったり。僕は割とどんな本でも面白く読めるタイプなのですが、それでも読んだあとにがっかりするような本にはときどき出会ってしまいます。

しかし、そういう本も、**読むと必ず何かしらの新しい発見があります。**つまらないと感じる本にも（だからこそ？）、数百ページの中に一行は心に響くところがあるものです。

だから、本選びの際にはあまり神経質にならず、いろいろな本を気軽に手に取ってもらいたいと思います。もし、つまらない本に当たってしまったら、心に響く一行を探していく読み方をしてみてください。

とくに最近は、幅広いジャンルを読むように意識しています。クイズを解いたりつくったりする仕事が増え、森羅万象あらゆる知識が求められるようになってきたからです。

本を開くことで、新しい世界への扉が開きます。**いろいろなジャンルの本を読むこ**

とで、確実に世界が広がっていくはずです。

本を開く最大の楽しみは、著者、あるいは主人公の世界を追体験することによって、今の自分とは違う人生を紙面上で歩むことです。せっかくの人生なのに1回しか生きることができないのはもったいない。

僕は本を読むことで、著者や登場人物が歩んだ人生の道筋を疑似体験しているのです。数百円から数千円程度の出費でそんな体験ができるのは最高の贅沢なんじゃないでしょうか？

世の中にはいろいろな人がいて、人生にもいろいろな楽しみ方がある。それを知るのは、とても価値があることだと思います。

何事につけ、ひとつの方向からしかアプローチできない人より、いくつかの道を選べる人のほうが強いでしょう。そして、その選択肢は読書によって手に入ると僕は思っています。

「読書が苦手」という人は……

おそらく、これまであまり読書をしてこなかった人が、いきなりさまざまなジャンルの本を読むのは難しいでしょう。

僕自身も書店に行くと、「人生で読むことができるのは、本当に一部の本だけ」ということを実感します。悲しいことに、僕たちが本を読む数倍から数十倍のスピードで新しい本は上梓《じょうし》されていきます。どんな書店にも並んでいる漫画、小説、ビジネス書のベストセラーですら、すべてに目を通すなんてことは不可能なのです。

でも、そこで諦めずに、できる範囲で新たなジャンルにチャレンジしてみると、意外な発見があったりします。僕は、あまり興味のないジャンルであっても、**「あえて読んでみる」**ことを大切にしています。

こんなふうに考えるようになったきっかけがあります。かつての僕は、スポーツ観戦にあまり興味がありませんでした。何が面白いのかがいまいちわからず、「そんな時間があったら本を読んでいたほうがいいや」と思っていたくらいです。

ところが、あるとき山際淳司《やまぎわじゅんじ》さんの『スローカーブを、もう一球』（KADOKAWA）を読んで変わりました。スポーツには、たった一瞬の出来事が人生を変えてしまう、そんな人間ドラマが隠されていることを知ったのです。

僕が青春をかけてきたクイズにも、相手との駆け引きなど、裏側にいろんなストーリーがあり、「クイズと同じだ。面白い」と思えたのです。

僕の好きな「読書」というカテゴリーに、興味のなかった「スポーツ」の話題が入ってきたことによって、化学反応が起きたのです。いきなり、スポーツ全般に興味が湧いてきて、まさに、世界が広がった瞬間でした。

このように、**自分の興味をきっかけとして、新しい分野にチャレンジすると、無理なく自分の世界を広げることができます。**

読書の習慣がない人は、定期的に本を読む人よりずっとずっと多いと思います。そういう人は、まず興味のあるテーマの本を手に取ってみることをすすめます。

たとえば、「本を読んでいる時間があったら、食べ歩きに行きたい」という人は、「食」をテーマにしたエッセイなどにふれることで、読書の面白さに目覚めるかもしれません。

また、いきなり「難しい本」に挑まないというのも大切です。かっこいいからといって最初にニーチェやドストエフスキーを選んだとしてもほとんどの人は挫折してしまうでしょう。最初から難易度が高いことをしてはいけないというのは、1章でも紹介したスモールステップの考え方です。

まずは**「興味のあるテーマ×手軽に読める内容」の本から始める。**そこから徐々に読書の幅を広げていきましょう。

「いろいろな本」を読むために

僕にとって、読書はひとつの習慣になっていて、たとえ興味のないジャンルの本であっても読み通すことはできます。しかし、意識していないとどうしても好きなジャンルの本に偏ってしまいます。

そこで僕は、自分自身にあるルールを課しています。**ある1冊の本を読んだら、次は違うジャンルの本を選ぶ**ようにしているのです。

このルールを守るためにも、僕は併読をしません。1冊1冊読破しては次に移るという方法をとっています。

たとえば、好きな作家のSF小説を1冊読み切ったら、次はまったく詳しくない法律の本を読み、それを読破したら書店に山積みされているベストセラー本を読み……ということを繰り返しています。

それによって、「食わず嫌い」がなくなり、読書の幅も知識の幅もずいぶん広がったと思っています。

著者に〝真正面〟からぶつかる

僕は、かなり読むのが速いほうだと思います。おそらく、たくさん読んできたことで、本を読む運動神経のようなものが発達したのでしょう。普通の文庫本ならば30分もかからずに読めてしまいます。

誰でも、読書を習慣にすればだんだん読むのが速くなっていくので、ちまたでいわれている「速読術」などを身につけようと努力する必要はありません。

そもそも、速読術を求めるのは、「役立つところだけ効率的にピックアップしたい」という思いがあるからでしょう。

でも、それでは多少の知識は増えても、書かれている内容については吟味できず、思考力や読解力が育ちません。最初はゆっくりでいいから、**1冊の本にちゃんと向き合う姿勢が大切**なのだと思います。

そういう意味でも僕は、飛ばし読みをしません。せっかく著者が何か伝えたいことがあって1冊の本にまとめてくれたのだから、適当に流してしまってはもったいない。読むからには、一文一文じっくり読み進めたいと思っています。

まとめ <<<

- **どんな本でも、読むことで自分の世界が広がっていく**
- **読書嫌いの人は「興味のあるテーマ」から始めてみよう**
- **「速読」や「飛ばし読み」ではなく、一文ずつじっくり読み進める**

NO.2

「冷めた読み方」で思考力を磨く

「著者の主張は正しい」とは限らない

「書き手に何かいいたいことがあって、それをまとめたもの」

僕は「本」をこのように捉えています。小説などのフィクションであっても、それを通して「読者に伝えたい何か」が著者にはあるはずなのです。

もっとも、小説に関しては、そこまで考えずに単純に楽しんだらいいと思います。ただ、それ以外の、著者の解説や意見が入り込む余地のある本については、批判的な目をもって読む必要があります。なぜなら、その**著者の主張が正しいかどうかはわからない**からです。

ところが、最初から「この本に書いてあることは正しい」という前提で読み進める人もいるようです。とくに、一流大学の教授など、立派な肩書きをもつ著者については、「この人がウソなど書くはずがない」と思い込みやすくなります。

すると、どういうことが起きるでしょうか。その著者の主張を盲信することになってしまいます。知見を広げるつもりで読んだ本によって、むしろ自身の思考が偏狭になってしまうのです。

どんな本であれ、一歩引いて**「これは、この著者の考えにすぎない」という冷めた読み方をしたほうがいい**と僕は思っています。

書かれていることを鵜呑《うの》みにしない冷静な読み方を身につけるためには、意見の合わない著者の本を手にしてみることも大事です。

たとえば、あなたが「消費税増税に反対だ」という考えの持ち主だったとしましょう。その考えを裏づけてくれるような反対派の本なら、自分の意見が補強されたことに安心するでしょう。

一方で、「消費税増税に賛成だ」と主張する著者の本は、「何か違うな」と、ときに不快感を抱きながら読み進めることになるはずです。

でも、実は、後者のほうがいい読書だと僕は思っています。一方的に自分の考えを補強するのではなく、著者の考えに対して「本当かな？」と疑問を抱きながら読むことが増えるからです。

僕たち人間は、基本的に好きなものにふれようとします。読書でも、意識しないでいると共感できる本ばかり選んでしまいます。それだと、楽しく読むことはできますが、考えながら読むという点では弱くなります。

とくに、**二項対立の内容については両方読んでみるべき**です。そのとき、かなりレベルは高くなりますが、どちらが正しいとか間違っているとか決めつけるのではなく、対立した2つの意見を昇華させ、新しい見地を得るということができたら最高です。

つまり、ヘーゲルが提唱したところのアウフヘーベン（対立するものを、より高い次元に引き上げて統一、理解すること）をするのです。

「統計」「グラフ」には要注意！

もうひとつ、僕が意識しているのは、**本の中に出てくる統計やグラフには注意する**ということ。データが示されているからといって、「しっかりしたエビデンスがある」とはいえないのです。

とくに、イラストなどが使われ簡略化されているようなケースでは、疑ってかかるくらいがちょうどいいと思います。それはあたかも「読んでいる人にわかりやすく」という親切心から簡略化されているように見えますが、読者を誘導したいという意図があるのかもしれないからです。

たとえば、アンケートの場合、母集団をどう設定したのかについてふれられていないものが結構あります。何人に聞いたのか、どういう人に聞いたのかなどが明確に示されていないのです。

「7割を超える人たちが賛成しています」といっても、10人中7人というのと、1000人中700人というのでは、信頼性に大きな差があるでしょう。そうした疑問を読者に抱かせないように、意図的に調査の概要を説明していないのかもしれません。

また、棒グラフでは人数や金額などが「激増している」という印象を抱かせるために、「波線を入れて途中を省略する」手法がよく使われます。

仮に、ある会社の売上が３０００万円から３６００万円になったなら、それは20％アップです。本来であれば棒グラフも20％分の伸びを示すものであるべきです。ところが、２５００万円くらいのところまで波線を入れてカットすれば、まるで倍に増えたかのような印象を与えることも可能です。

こういうグラフが用いられているときには、「なぜ、こうしたのか？」を考えてみましょう。決して「わかりやすく伝えたいから」ではないでしょう。そこに著者の意図が隠れているはずなのです。

イギリスの首相を務めたベンジャミン・ディズレーリは「嘘には3種類ある。嘘、大嘘、**そして統計だ**」と語っています。数字や論理を後ろ盾にされると、人間はつい信じてしまうものです。しかし、その前提となる数字に「嘘」が隠されていることにはなかなか思い及びません。

ちなみにこの言葉自体もディズレーリの発言だという出典は見つからなかったりします。自己言及的で面白い例ですね。

もし、**統計やグラフに違和感を覚えたら、その出典を探ってみる**ことをおすすめします。もともとの原典と照らし合わせ、見せ方が異なっているようなら、そこから著者の意図を読み取ることができます。

なかには、出典が明記されていないものもあります。それらに関しても、できる限り裏を取るようにしたほうがいいでしょう。たとえ「通説」であっても、根拠がないまま浸透しているものはいくらでもあります。

「フェイクを見抜く目」を養おう

結局のところ、**本は「教えてくれるもの」ではなく、「考えさせてくれるもの」**だと思います。「教えてもらおう」と思ったときから、著者のいっていることを信じ込んでしまうリスクが上がります。

SNSや検索エンジンの発達によって、今は「○○について知りたい」と思えば、すぐに答えが得られます。しかし、その答えは正しいものとは限りません。

多くの情報を手にできるのはすばらしいことですが、同時にその真偽について見抜く目をもたないと大変なことになります。新聞や本などは、校正者が情報の裏づけを取っていますが、インターネットでは、裏づけをまったく取らないまま発信されている情報も少なくありません。そのため、情報の受け手である僕ら自身が、「情報のたしかさを見極める目」をもたなくてはいけないのです。

情報過剰時代には、「自分はこう思うけれど、この人はどうしてそういっているのだろうか」と相対化を行ない、**メタ的にものを見る必要があります。**そうしたリテラシーを身につけるためにも、批判的に本を読んでいくことは効果があるのです。

まとめ

- **本に書かれていることは「疑って読む」くらいがちょうどいい**
- **統計やグラフは「意図的な操作」が入っていないか要チェック**
- **情報リテラシーを身につけるために「読書」を活用しよう**

NO.3

「まっさらな状態」で本を開く

「事前情報」は入れない

読書は、新しい世界、知らなかった世界へ僕たちを導いてくれます。

そうした世界に接するときは、少しでもバイアスがかかっていない、まっさらな状態でいたほうがいいでしょう。

だから、僕は本を読む前にレビューに目を通すことも、誰かの感想を聞くこともしないようにしています。では、どうやって本を選んでいるかというと、基本的には書店や図書館で背表紙に目を通し、ピンときた本を読んでいます。本との一期一会を重要視しているのです。

世の中には読書家のレビューが溢れていますが、本に書かれていることから何かを受け取るのは他ならぬ自分自身であり、他人が何を受け取ったかは関係ありません。Amazonのレビューの点数が低いからと読むのをやめたら、「自分にとって」すばらしい本と出会うチャンスを逃してしまうかもしれません。

逆に、「ネットで評判になっていたから、いい内容に違いない」と読み進めれば、自分の素直な感覚を押し殺し、間違った評価を下すことにもなるでしょう。

ある人にとってすばらしい本でも自分の感性に合わないことは多いし、その逆もまたしかりです。

ただ、読み終えたあとに自分と人の、意見や考え方の違いを比べるのはいいことだと思います。

同じ本を読んだ人がどんな感想を抱いたか、どんなことを考えたかというのは、自分の狭い考えを広げていくきっかけになります。また、自分の思考の癖や偏りに気づくこともできます。

そこで僕は、**まずまっさらな状態で読み、その後、人のレビューに目を通し、「そういう解釈もあるのか」と学びにする方法をとっています。**

僕の「書評活用法」

I.「事前情報」をチェックしない

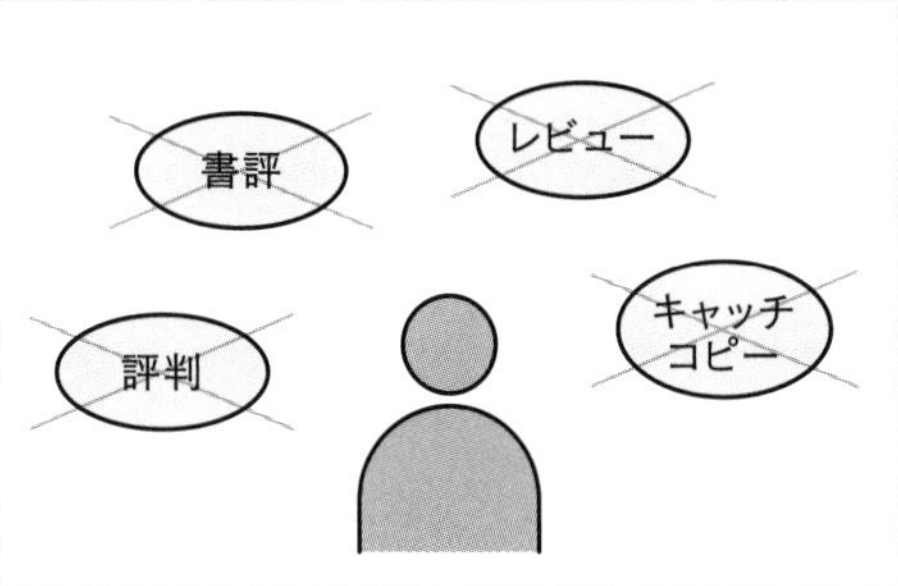

II.レビュー・書評は「読んだあと」に確認

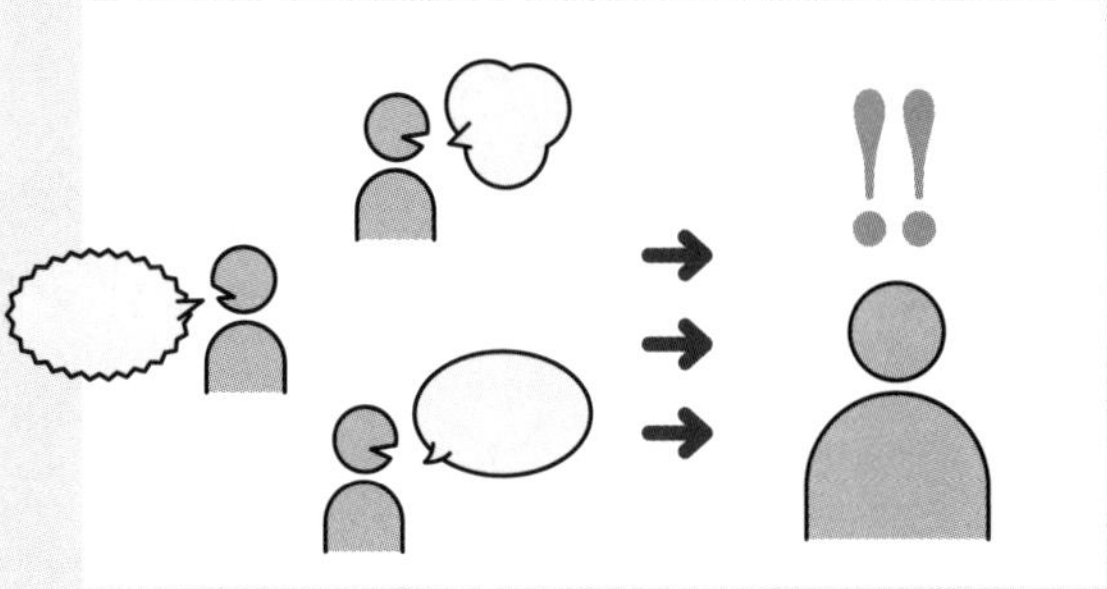

他人の解釈を「学び」に変えていく

あなた自身は、本のレビューを書いたことがありますか？

「ある」という人は、自分がレビューを書いた理由を思い返してみてください。

僕が推察するに、善意の人たちは「とても感動したから」「どうしても誰かにすすめたかったから」という理由で書いているはずです。なかには「こんなひどい本を買ってしまう人を増やしたくないから」という人もいるかもしれません。これも善意のうちに入るでしょう。

では、善意によるものではないケースはどうでしょう。それはたいがい、「本をすすめる」以外の目的をもっています。

たとえば、自分が売りたい商品やサービスの宣伝にうまく利用できるとか、誰かの足を引っ張れるとか、単純に憂さを晴らすために中身をけなしたいということも考えられます。

このとき、自分が読んだあとであれば、その狙いもすぐに見抜けます。ところが、レビューを先に読むと書かれていることをそのまま信じてしまう確率が上がります。

やはりレビューは、先入観をもたずに本と向き合うためにも、**「読んだあと」に見て、ほかの人の解釈を学びに変えていくべき**なのです。

〝知らない〟からこそ面白い

僕が本を買うときにひとつだけ許せないことがあります。

叙述トリックものの推理小説についている「最後の1ページで起きるどんでん返しに驚愕《きょうがく》！」といった内容のキャッチコピーです。知らないで読むから面白いのに、なんでバラしちゃうかな……と思ってしまいます。

もちろんこちらが苦言を呈するまでもなく、出版社の人も叙述トリックのネタバラシは無粋だとよく知っているはずです。にもかかわらず、そういったコピーがつくのは、あくまで想像ですが、そちらのほうが売れ行きがいいからだと思います。本の出版もあくまで商売ですから。かっこいい洋画のタイトルに、ダサい邦訳がついてしまうのも同じ理由だと思っています。

どうしたって僕たちの思考には、前に与えられた情報によってバイアスがかかるものです。出版社によるキャッチコピーは、まさにバイアスの元。そうした情報に引きずられて、自分の素直な感覚をもてないのはもったいないと思います。

読み始める前の「この本にはどんなことが書いてあるのだろう」というワクワク感

は、読書の醍醐味《だいごみ》のひとつです。そうした感覚を味わうためにも、僕は事前情報にできるだけふれないようにしているのです。

まとめ

- **「事前情報」にふれずに、読む前の「ワクワク感」を楽しもう**
- **レビューには「本をすすめる」以外の目的があることも**
- **書評・感想は「読んだあと」にチェック**

NO.4

「原典」にチャレンジする

「10分でわかる」は本当に近道？

トマ・ピケティの『21世紀の資本』(みすず書房)など、かなり難しい内容の本がベストセラーになることがあります。こういう本が売れるのは、「自分も読んでおかなくては世の中の話題についていけなくなる」と考えている人が多いからだと思います。

でも、難しい本を読むのは正直いって大変です。もっと手軽にざっくりとした内容だけ知りたい。そうしたニーズを満たすために、「10分でわかる」や「図解版」などと頭についた簡略本が出され、人気を博します。

それらは、「これ1冊だけ読めば、だいたいの内容は把握できそうだ」と思えるようにつくられています。

そういうものに飛びつきたくなる気持ちはとてもよくわかります。僕自身「10分でわかるならどんなにいいか」「図解を見るだけで済んだらどんなにいいか」と思います。でも、そんなにおいしい話って、あるのかなとも思っています。

簡略本は、ポイントとなるところだけピックアップしてあるので、たしかに短時間で「わかったような」気にはなります。しかし、**切り捨てられている部分もかなりあり、それにはふれることができません。**

みんなが「難しくて読めない」と思えるようなものであればあるほど、簡略化されたときに捨てられている部分が大きくなりますが、そこにこそ読むべきことが書かれているケースも多々あるのです。

「まず原典」が一番いい

難しそうなものについては、「まず簡略本で読んでみて、面白そうだったら原典にあたろう」と考える人が多いはずです。

でも、実際には、簡略本で「わかった気」になってしまうと、たいていそこで満足しておしまい。次に進みません。

もし、原典を手に取る人がいたとしても、簡略本に慣れた頭は、その難しい内容をなかなか受けつけてくれません。そして、「やっぱり簡略本のほうがいいや」となることが多いのです。

だから、僕は逆をやっています。**まず原典にふれて、その後、簡略本を見るようにしている**のです。

たとえば、ニーチェの思想についても「超訳」などと頭についた簡略本がいっぱい出版されていますが、できれば原典に近い『ツァラトゥストラはこう言った』（岩波書店）から入るのです。

すると、当然「何が書いてあるのかわからない」ところがたくさん出てきます。そこで投げ出さずに、考えて考えて自分なりの答えを用意します。

その後に「超訳」を読んでみると、「ああ、そういう解釈も成り立つな」と多角的、かつ客観的な視点がもてます。

ところが、最初から誰かが解説しているものを読んでしまえば、「そういうことなのだ」という一方的な情報しか得られません。それに、自分の中で掘り下げをしていないいので、表面的な理解にとどまってしまいます。

本は「知る」より「考える」ためのもの

堂々と王道の原典にチャレンジすればいいのに、つい簡略本を手にしてしまうのは、「自分には読めないだろう」と最初から決めてしまっているところが大きいのではないでしょうか。でも、たとえわからないところがあっても、その人なりの解釈ができればそれでいいのです。

現代は、なんでも調べればすぐ答えが見つかるので、「自分で考える機会」がかなり減っています。わからなさそうなものは最初から敬遠してしまう。そういう僕らの姿勢が、簡略本という形に表れているのではないかと思います。

ここまで何度か述べているように、僕にとって本は、「知るため」というよりも「考えるため」のツールです。しかし、手軽に知識を得られる簡略本を読んでも、思考力を鍛える読書にはなりにくいのです。

それよりも、原典と自分なりに向き合って、少しずつ難しい内容を読み解くことにこそ価値があるのだと思っています。

毎回、理解しにくい原典を読むのは無理だとしても、せめて半分はチャレンジしてみてはどうでしょう。

いつもやさしい入口を選ぶのではなく、10回のうち5回は難しいほうから入ってみる。すると、両者では頭の使い方が違っていることに気づくはずです。**原典にチャレンジして、「ここはどういう意味なんだろう」と一生懸命読み解こうとすることで、「考える力」が磨かれていく**のです。

まとめ

- **「簡略本」には切り捨てられているところがたくさんある**
- **「原典」を考えながら読むことで力がつく**
- **「原典↓簡略本」の順で読んでみよう**

NO.5

読んだら忘れる読書術

本の中身は「思い出せなくてOK」

「せっかく読んだのに、中身を思い出せないことがあって残念」

このように、読書好きの中には、本の内容を「覚えておく」ことを重視する人もいます。

でも、記憶には限界がありますから、僕は**「忘れてOK」**と考えています。実際に読んだ本のことはかなり忘れてしまいますが、それを困ったことだとは思いません。

新しい情報や知識を得るだけではなく、自分が何を思ったか、どういう考え方をしたのかというのも重要だからです。

前項とも関連しますが、いわゆる簡略本に飛びついてしまうのは、「情報・知識を得よう」という意識が強すぎるのかもしれません。

「ニーチェはこんなことをいっている」という知識が欲しいから、簡略本で少しでもたくさんの言葉を覚えようとするのでしょう。

つまり、**「知っている自分」になりたいだけで、考えを深めていきたいわけではありません。**これでは、テスト期間に歴史の年号をひたすら覚えるようなもの。時間が過ぎればきれいに忘れてしまうのです。

一方で、考えるための読み方はどうでしょう。

考え方自体は知識と違って、一度身につくと忘れることはありません。

「自分の考えとは、どこに違いがあるんだろう」

「この人、何がいいたくてこれを書いたんだろう」

「わからないなあ？　どういうことだ？」

こうして**頭を使うことで、「考える力」が磨かれます。**　**たとえ、本の内容を忘れてしまっても、考える力はあらゆる場面で活用できます。**

知識を得ることだけが本を読む意味ではない。そういった意識をもって、「読みながら考える」習慣をつけてもらいたいと思います。もちろん、力む必要はまったくなく、楽しく読み進めていけばいいのですが、そこに書かれている内容をそのまま信じ込んだり、わからないところをそのまま素通りしたりすることは避けましょう。

「再読」より「新たな1冊」を

僕は、あまり再読をしません。再読する時間があるなら、その分、新しい1冊を読むようにしています。「新しい考え方」を身につけるためには、読む内容も新しいほうがいいと思っているからです。

「正直、あまり面白くないなあ」と感じるような本であっても、はじめて接したときには「なぜ、こんなことを書くのか?」と考えます。それはそれで、価値があります。

いい本は、読むたびに新しい発見や感動があるのは事実です。でも、どんな本でも初回の衝撃が一番大きい。そうした刺激を受けるために、新しい本にふれていきたいと思っています。

そんなふうに思っていながらも、つい何度も手に取ってしまう本があります。**僕が繰り返し読みたいと思うのは、古典的な作品が中心です。**昔から「名作」として多くの人に読まれてきた本は、やはり面白いですし、また読みたいと思わせてくれます。

たとえば、神谷美恵子《かみやみえこ》さんの『生きがいについて』（みすず書房）は、再読するたびに新しい刺激をもらっています。

ハンセン病療養施設で働いていた神谷さんは、病気に苦しむ患者さんたちが希望を失わずに生き抜いている様子を目の当たりにします。『生きがいについて』には、そうした患者さんたちと接するなかで生まれた「生きがいとは何か」という問いに対する答えが真摯に綴られています。

この本を読むたびに、神谷さんの深い洞察に驚かされます。そして、「僕にとっての生きがい」は何だろうと考えるきっかけを与えてくれます。その答えは、読んだ時期によって変わるのですが、最近は、「人を笑わせること」が僕にとっての生きがいだと思うようになりました。

僕は、ありがたいことに、いろいろなことを学び、幸福だと思える毎日を送ることができています。僕と同じように、幸せだと笑える人を増やしていきたい。その思いから、テレビに出演して観てくれた人を楽しませようとするし、病気の人を治すために医者になろうとしているのです。

次に読み直したときには、また違った生きがいを見つけているかもしれませんが、僕が人生の指針のようなものを見失わずにいるのは、この本に出会ったおかげだと思っています。

このように、**そのときの読み手の状況によって、さまざまな角度から知見を与えてくれるのは、普遍的な内容の古典的作品ならでは**だと思います。

「新しい1冊」にどんどんチャレンジしながら、折にふれて古典的な名作を読み返す。そういったバランスがいいのではないでしょうか。

まとめ

- **「本の内容」は忘れてＯＫ**
- **「考えながら読む」習慣を身につける**
- **「新しい1冊」を読みつつ、たまに「古典」を読み返そう**

NO.6

「読む癖」がつくたったひとつの方法

本がなくても生きていけるけれど……

子どもの頃から本が好きで、1日2冊のペースで読んでいた僕ですが、高校入学後、読書からすっかり遠ざかった時期がありました。高校生活は新鮮な刺激に満ちていたし、ゲームにハマったのも大きな原因です。

それまでの僕は、自分が本を読まない日々を過ごすなんて考えもしませんでした。「本がなければ生きていけない」くらいのつもりでいました。

ところが、**読書の習慣はいとも簡単に捨てることができた**のです。

本を読まないでいても、成績にも友だち付き合いにもとくに変化はありませんでした。それどころか、読書がなくなった分、遊びの時間が増えたので、むしろプラスだと思っていました。

しかし、大学に入って「読書をやめたのは間違いだった」と痛感することになります。東大の同級生たちと比べて、自分の考え方やしゃべっていることが非常に浅くなっていることに気づいたのです。

読書の習慣がついていたときは「創造的会話」ができていました。相手がいったことに対して、さらに発展させた内容を返したり、別の視点からの意見を提示したり、お互いの考えを深め合えるような会話をしていたのです。

しかし、大学では、同級生たちが話している内容を理解するので精いっぱい。会話が発展していくような発言ができなくなってしまいました。

僕は簡単なあいづちばかり打っている自分に失望し、もう一度、知的好奇心を満たすような話がしたいと強く思うようになりました。

こうした経験を通して僕が思い知ったのは、**「人間は何もしないとだんだんダメになっていくものなんだ」**ということです。何もしていないからといって、いつも通り日々は過ぎていきますし、よほどのことがないとダメになっていることに気づけません。そのくらい人間は、ラクなほうに流されやすいものなのだと実感しました。

これはこれでひとつの生き方だとは思います。でも、自分がそんな生き方を許せるのかと考えたら、答えは「ＮＯ」でした。

そこから僕は、読書習慣を取り戻そうとしていきました。

最初は強引に、少なくとも週に1冊は読むようにしました。その後、徐々に読書癖が戻ってきたのかだんだんと冊数は増えていき、子どものときのペースを取り戻すことができました。

習慣を取り戻す「環境づくり」

読書をやめるのはあんなに簡単だったのに、一度失った習慣を取り戻すのはなかなか大変でした。

ゴロンと横になって、スマホで動画を見たり、ゲームをしたりするのはとてもラク。どうしたって、そういう方向へ流れてしまいます。だから僕は、環境から変えていきました。

まず、スマホのアプリを整理して、動画をすぐに見られないようにしました。ゲーム系のアプリも全部消しました。そして、代わりに入れたのがキンドルです。スマホを出しているときにはキンドルで電子書籍を読むようにしたのです。

本当は、僕は電子書籍でなく紙の本が好きですが、当時はそんなことをいっていられませんでした。「スマホを手に取る＝動画は見られないしゲームもできない＝キンドルで電子書籍を読むしかない」という状況に自分を追い込み、少しずつ読書の時間を増やしていったのです。

もし、新たに読書の習慣を身につけたいならば、僕がやったように環境を変えるのがおすすめです。「読むぞ！」と意識するだけではなかなか人間は変われません。**自然と本に手を伸ばすような環境に自分を置くことが大切**なのです。

また、読書仲間をつくるのも効果的だと思います。ＳＮＳ上では、「読書アカウント」をつくり、読書好き同士がつながって、おすすめの本を紹介し合ったり、感想を話し合ったりしているようです。

僕自身はこういった特定のコミュニティに属していませんが、もし、仲間がいたほうが習慣化できそうと思うのであれば、アカウントをつくってみるのも効果的かもしれませんね。

本は、いったん読む癖がつけば、次々と読みたくなります。同じ著者の本をさらに読みたくなったり、本文の中で紹介されている本を読みたくなったり、本同士のつながりが見えてくるからです。

このつながりをたどっていくうち、自然と読書量も増えていきます。でも、その連鎖を切るのは簡単で、元に戻すのは大変。今すでに読書習慣が身についている人は簡単に手放さないようにしてほしいと思います。

まとめ

- **僕は本を読まなくなって、「薄っぺらい人間」になってしまった**
- **「読書習慣」を手放すのは簡単、取り戻すのは難しい**
- **自然と本に手を伸ばすような環境をつくろう**

3章

記憶の習慣

「どんどん頭に入る8つの方法」

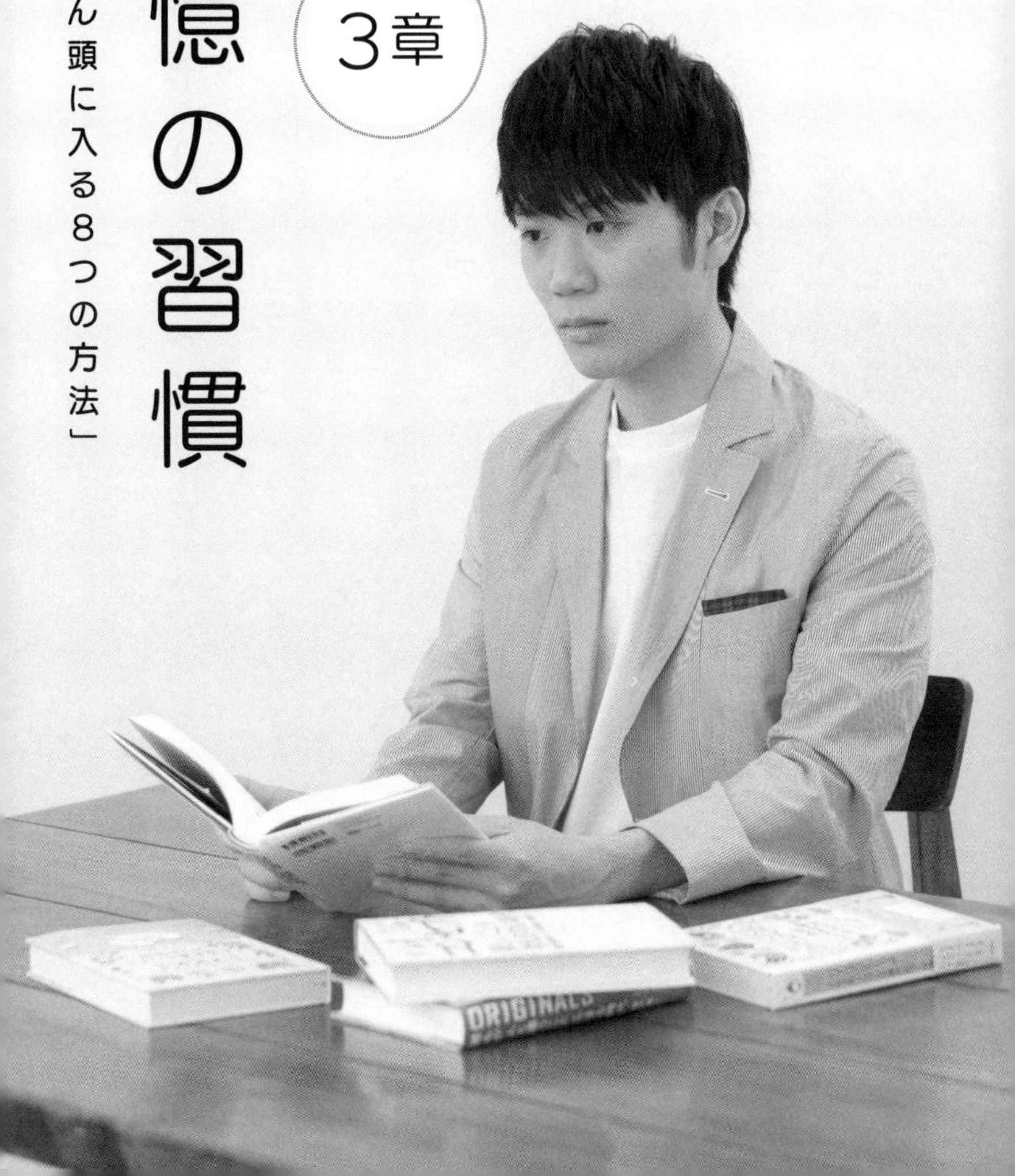

NO.1

「書き出す」ことで定着&確認

「暗記」と「筋トレ」の意外な関係

暗記に対して、「退屈でつまらない」というマイナスイメージを抱いている人も多いのではないでしょうか。

僕は、暗記を「筋トレ」と同じようなものだと捉えています。毎日継続して行なうと効果が高いこと、地道な努力が必要なことなど、共通点が多いからです。

ただ、筋トレは鍛えること自体が目的化するくらいのめり込む人がいる一方で、暗記にそこまで熱意をもって臨んでいる人は少ない。

だから、「なぜ、筋トレにそこまで熱中するのか」を明らかにし、それを応用していけば、暗記のモチベーションを上げる方法が見えてきます。

筋トレは地味ですが、やっただけ確実に筋肉がつきます。一方で、ちょっとさぼると、せっかくつけた筋肉もどんどん落ちていきます。

どんなスポーツでも、トップアスリートほど地味な筋トレを欠かさずに行なっているのは、基礎的な体づくりの重要性を知っているからでしょう。

脳も筋肉と似ていて、思考をフルに働かせ続けるためには、絶えず基礎的な能力を磨いていかなければなりません。そして、それには、暗記によってベースとなる知識を増やしていく必要があります。言い方を変えれば、**暗記は「思考体力を鍛えている」**といえるでしょう。

論語に「学《まな》びて思《おも》わざれば則《すなわ》ち罔《くら》し、思いて学ばざれば則ち殆《あやう》し」という一節があります。知識というのは発想の原点となるエンジンです。ただ知識だけを蓄えても、思考に生かさなければ意味がありません。逆に、知識がないのに思考だけ働かせようとしてもガス欠になってしまいます。豊富な知識が裏づけとなって新たな発想が生まれていくのです。

しかし、鍛え上げられた筋肉と違って、暗記で増やした知識は目に見えません。これが筋トレと暗記の大きな違いでしょう。暗記は筋トレのように、鏡を見て「ずいぶん筋肉がついてきた」と実感することはできないので、モチベーションを保ちにくいのです。

だから、**暗記のモチベーションを上げるには、「これだけ新たな知識がついた」と具体的に確認してみる**のがいいでしょう。

僕の場合は幸い、クイズ番組という確認の場があります。たとえば『東大王』で苦手だった昭和の芸能問題などが解けるようになったのは、「昭和」に対してアンテナを張っていたから。重大ニュースをチェックしたり、振り返り番組を見返したりといった「対策」のおかげです。

解けなかった問題が解けるようになっていることで、明らかに暗記によって知識が蓄積されたと判断できます。

クイズの点数、早押しのスピードといった指標ではっきりと自分の成長を感じられるので、さらに知識をつけようと思えるようになります。

「覚えたつもり」をあぶり出す

ただ、クイズで確認するというのは、少し特殊。この本を読んでいるみなさんがすぐに実践するのは難しいので、誰でもできる方法も紹介します。それは、**「書き出してみる」**ことです。

たとえば、アメリカの州を暗記したいなら、まっさらな状態から地図を紙に書いてみます。そして、実際の地図と照らし合わせ、できていたらOK。

もし、少しでも間違えているところがあったら覚え直し、近いうちにまた紙に書いて確認します。

この方法は、ヒントがまったくない「白い紙に書く」というところがポイント。「覚えた」と自分の頭の中で思っていても、実際には細部があやふやだったり、覚えている部分と思い出せない部分がまだらになっていたりするものです。

「書き出す」ことで、あやふやな部分をあぶり出しつつ、覚えている部分の定着度も上げることができるのです。

暗記には、全部で4つのステップがあります。

最初は「覚える」ステップ。これは頭に情報を入れる段階です。二番目は「穴埋め問題・短答問題に正解できる」ステップ。これは大事な情報や固有名詞は覚えている段階。三番目は「記述問題に答えられる」ステップ。これは知識と知識を線で結ぶことで、ある事象の全体像が見えているレベル。

最後は**「人に教えることができる」ステップ。**この状態が真に「物事を理解した」といえる段階です。「わかっていると思っていたことが、人に聞かれるとうまく説明できなかった」という経験は誰でもあるでしょう。「人に教えられる」というのは、インプットが十分にできているのと同時に、アウトプットできるように頭の中が整理されている必要があるのです。

この段階まで到達できたら「暗記は完璧」と考えてOK。ここまで頑張った自分のことをほめてあげてください。

僕の場合、医学部の学生として骨や関節、筋肉、内臓など体のつくりを正確に把握していなくてはいけません。そこで、ノートに人体図を書いて、しっかり頭に入っているかを確認しています。

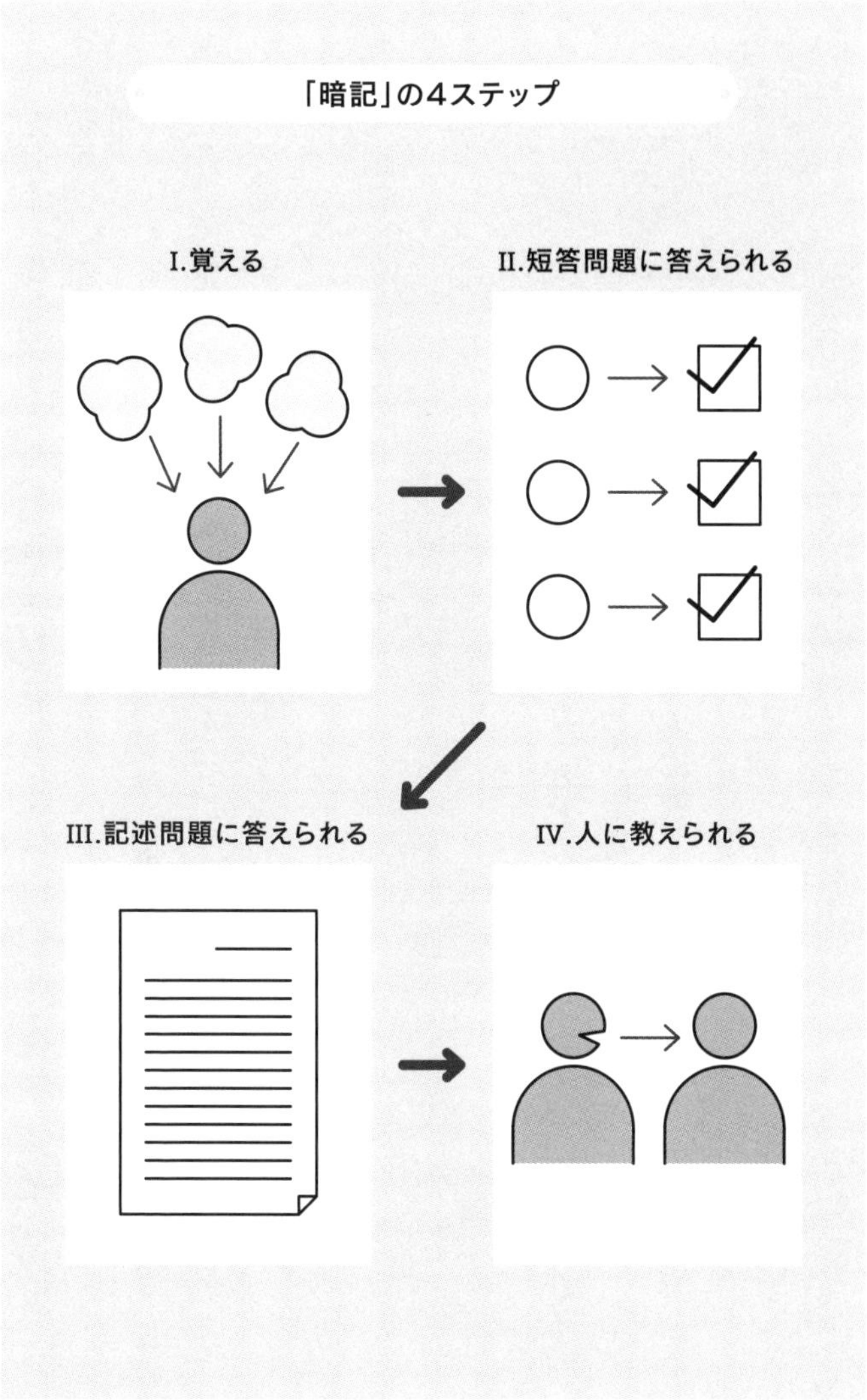
「暗記」の4ステップ
I.覚える
II.短答問題に答えられる
III.記述問題に答えられる
IV.人に教えられる

最初はあやふやだったものが完全に書けるようになったときや、人に聞かれて説明できるようになったときには成長を感じます。

こういったインプット・アウトプットの経験を重ねることで、まるで、**筋トレの成果を鏡の前で確認するように、新しい知識がついたことを実感できる**のです。「もっと、いろいろ覚えよう」という気持ちが湧いてくるでしょう。

このように、暗記の効果を実感できるようになると、モチベーションが上がり、新たな知識を次々と頭に入れていけます。

まとめ

- **「どれくらい覚えたか」がわかればモチベーションが上がる**
- **「白い紙」に書き出して、定着度をチェック**
- **暗記の最終段階は「人に教えられる」こと**

NO.2

「忘れてしまう人」のための定期チェック法

「覚え直す」のが効果的

暗記に対する悩みで一番多いのが「覚えたことを忘れてしまう」ことでしょう。人間は忘れる生き物です。一度覚えたことでも時間が経つにつれて、どんどん忘れていってしまいます。

それを表した、「エビングハウスの忘却曲線」（103ページ）というものがあります。これは、一度覚えたことを再び記憶し直すとき、最初に覚えたときよりどれだけ時間が節約できるかを表したグラフです。

グラフを見ると、記憶してから1時間後には56％、1日後には66％、1カ月後には

79%の時間で記憶し直せることがわかります。

この実験は何の意味もない文字の羅列である「無意味綴り」を用いていて、意味のある情報を覚える暗記にそのまま結びつけるのは適切ではないという意見もあります。

しかし、少なくとも人はどんどん物事を忘れていくということは間違いありません。また、このグラフからいえるのは、**短いスパンで記憶し直すほど、より効率的に覚えられる**ということです。つまり、一度覚えたことをそのままにせず、1週間ごととか、1カ月ごととか、定期的に見直すようにすると、記憶に定着させやすくなるのです。

僕は、エビングハウスの忘却曲線を利用した暗記アプリ「reminDO」を使っています。このアプリでは面倒な暗記の復習を最低回数でできるよう、記憶の節約率にもとづき、もっとも復習に適したタイミングで、登録した情報のリマインドを行なってくれます。リマインドにしたがって何度も確認していくうちに、自然と頭に定着させることができるのです。暗記が苦手だという人は、ぜひ一度使ってみてください。

エビングハウスの忘却曲線

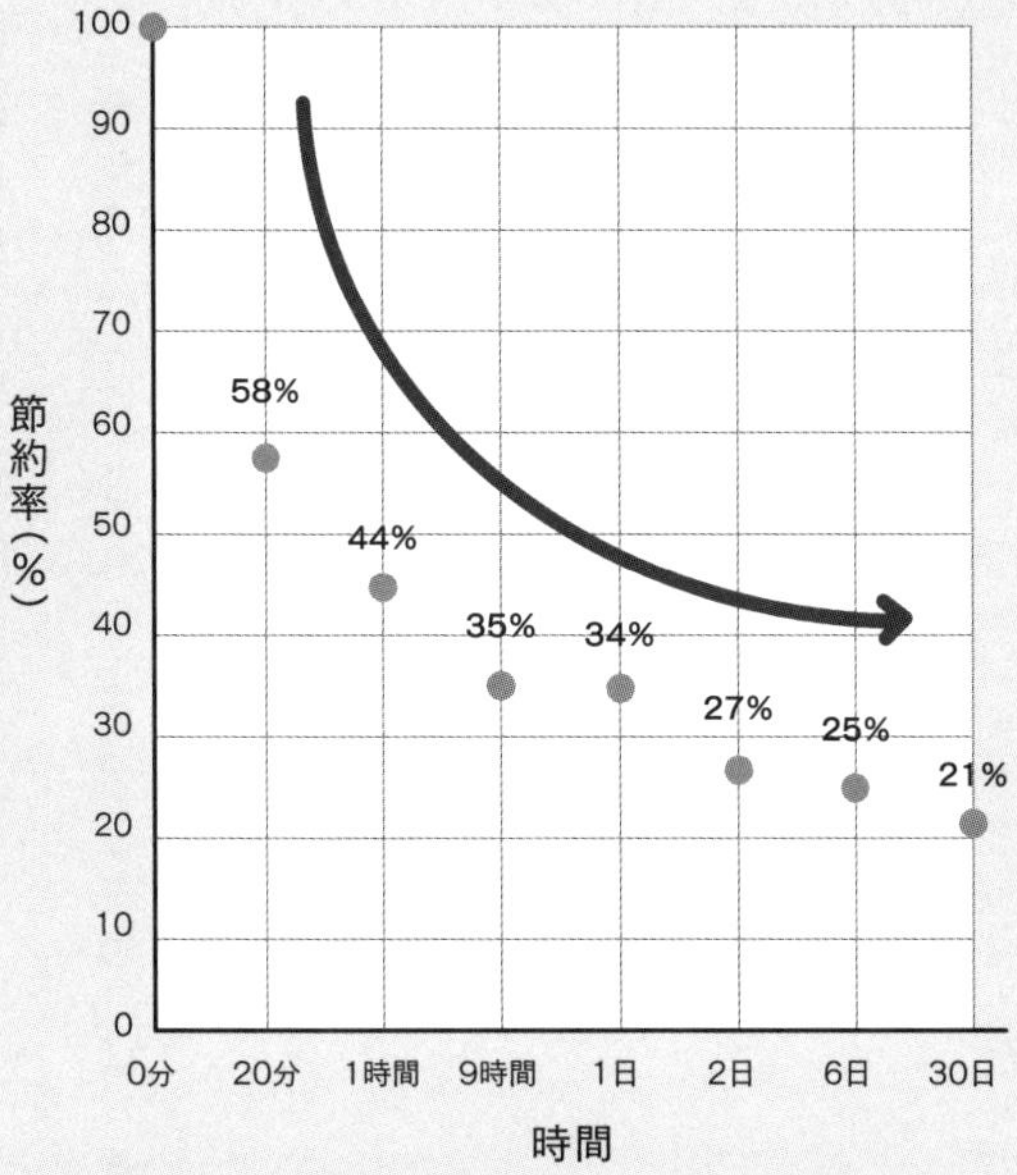

・時間が経つにつれて、「覚え直す労力」が大きくなる

・短いスパンで記憶し直すと、より効率的に覚えられる

「今日は何を覚えられたかな？」

もうひとつ、一度覚えたことを忘れにくくするためには、**普段から「暗記癖」をつけておく**のが効果的です。

たとえば、テレビを観ているとき、なんとなくぼーっと眺めているのか、流れている情報を頭の中に入れていくのかによって、「暗記脳」の鍛えられ方は変わってきます。

目の前の情報を効率的に覚えていくためには、「なぜ？」「誰？」「どのように？」などといった「５Ｗ１Ｈ」を押さえることがポイントです。

ニュースで事件が取り上げられていたら、「いつの事件か？」「事件の原因は？」「関係者はどんな人？」と概要を整理しながらまとめていくのです。

ニュースだけではなく、バラエティやドラマでも、何かしら新たな情報が含まれています。僕はそういった情報に対してアンテナを張り、自分の中に取り込んでいくようにしています。そして、**寝る前の10分間くらいで、「今日は、どんなことを覚えられたかな」と振り返る**のです。ここで再び内容を確認することで、記憶がさらに深くなります。

もし「何も思い出せない」というのなら、危機感をもちます。いろいろ見たり聞いたりしたつもりでも、素通りしていただけで知識を増やすことができなかった証拠ですから。

こうやって、日常的に「覚える習慣」をつけることで、いざ暗記しなくてはならないことが出てきたときに、最小限の時間と労力で頭に入れることができるようになるのです。

まとめ

- **「定期的に記憶し直す」と忘れにくくなる**
- **「暗記アプリ」を使うと効率的に覚えられる**
- **「覚える習慣」をつけて暗記をラクに**

NO.3

情報の「つながり」を見つける

「ストーリー」を頭に入れていく

どんな情報にも「つながり」があります。こうしたつながりをうまく利用し、派生情報をまとめてストーリー的に覚えると効果的です。

たとえば、テスト対策で歴代総理大臣の名前を覚えなければならないとしましょう。そのとき、名前のみならず、その人の出身地やエピソード、時代背景など、派生情報とひもづけていくと、自分の中にひとつのストーリーができあがり、記憶が定着しやすくなります。

歴代総理大臣は現在60人余り。初代の伊藤博文《いとうひろぶみ》は長州藩出身です。ヨーロッパに留学して海外情勢を学んだ彼は、同行した井上馨《いのうえかおる》、遠藤謹助《えんどうきんすけ》、山尾庸三《やまおようぞう》、井上勝《いのうえまさる》とともに「長州ファイブ」に数えられています。

長州藩＝現在の山口県からは、伊藤から安倍晋三《あべしんぞう》首相まで、最多8人の総理大臣が輩出されています。

そんな伊藤は四度の組閣のあと、1909年に安重根《あんじゅうこん》によって暗殺されています。歴代総理大臣のうち暗殺された人物は伊藤を含め原敬《はらたかし》・浜口雄幸《はまぐちおさち》・犬養毅《いぬかいつよし》・高橋是清《たかはしこれきよ》・斎藤実《さいとうまこと》の6名。

犬養が暗殺された五・一五事件、高橋・斎藤が暗殺された二・二六事件はいずれも日本史上重要な事件です。

このように、**自分なりに情報を関連させながら頭に入れていくと、「覚えやすく・忘れにくい」暗記ができるようになります。**

散発的に覚えた知識の1つひとつはただの水滴にすぎません。でも、そこで終わらせずに周辺知識も押さえていけば、小さな水滴もまとまった水の塊になります。

それらがだんだんと集まっていって、やがて大きな川の流れとなったとき、頭の中にモヤモヤと詰まっていた疑問がダーッと一気にクリアになります。そんな瞬間を味わえるようになると、だんだん知識を身につけるのが楽しくなっていくはずです。

そうした楽しさを得るための布石として、普段から広く浅い知識をつけておくといいでしょう。

新たに興味をもてそうな分野を見つけたときに、入門書を一通り読んだり、概要をまとめているサイトを見たりして、その分野における全体像をつかんでおくのです。

僕たちは日頃から、いろいろな「わからないこと」に出会います。そのときに、「何がわからないのかも、まったくわからない」という状態と、「このあたりがよくわからない」という状態では、その後の知識の深まりは全然違ってきます。

事前に広く知識を入れておき、「どこがわからないのか」をつかんでいれば、そこを重点的に調べることができます。

すると、「AとBはこんなところで関係していたのか」「Cは独立した問題ではなくて、DとEによって引き起こされているのか」ということがわかります。

しかも、こうしてつながりをもった知識というのは簡単には忘れません。

1つひとつ独立していた知識が、**「実はこんなところでつながっていたんだ」という**

発見をすると、何かひとつ忘れても、ほかの関連した知識から芋づる式に思い出すことができます。

一方で、「何がわからないのかも、まったくわからない」状態で、無理して覚えようとしても、「A」「B」「C」「D」「E」という単発の知識を得るのがやっとで、そのつながりまでは見えてきません。

普段から広く浅い知識をつけておかないと、新しい情報を得たときに、そこからつながりを見つけ出していくことが難しいのです。

記憶は「共通点」で強くなる

ばらばらだった知識をひもづけていくために必要なのが、「共通点からつなげる」ことです。

たとえば、「ティッシュ」と「狭心薬《きょうしんやく》」。一見何のつながりもなさそうですが、舌でなめてみると共通点が見つかります。どちらも「甘い」のです。

なぜ、甘く感じるのかというと、ティッシュにはグリセリン、狭心薬にはグリセリンを原料とするニトログリセリンがそれぞれ使われているから。グリセリンはほのかな甘みをもち、甘味料として使われることもあります。

つまり、ティッシュも狭心薬も、グリセリンが使われているという共通点があるのです。こうした共通点を見出して、「だからどちらも甘いのか！」と自分の中で納得しておくと、知識が深まるのと同時に、忘れにくくなります。

このように、**共通点をもとに、情報をまとめていくことで、より効率的に記憶していくことができる**のです。

まとめ

- **関連のある情報をまとめて頭に入れると覚えやすい**
- **普段から広く浅い知識をつけて「つながり」を見つけよう**
- **「共通点」でひもづけると納得感が生まれて、忘れにくい**

NO.4

その場で調べる、その場で解決する

一度スルーしたら"二度と"確認しない

僕たちは毎日、何かしら新しい情報に接しています。仕事をしているときでも、家でテレビを観ているときでも、知らないことは出てきます。それは、新しい知識を得るチャンスでもあります。

でも、「これどういうことなのかな」「ちゃんと知っておいたほうがよさそうだな」などと頭をよぎるものの、そのままにしてしまう人が多いはず。

とくに、今のようなネット社会では「どうしても必要になったらスマホでググればいいや」という気持ちがあるから、すぐに行動する気になれないのでしょう。

しかし、そうやってスルーしたことはほとんど忘れてしまいます。自分が疑問に思ったことすら忘れてしまうのです。

だから、大事なチャンスを逃したという危機感さえ抱けません。

そこで僕は、人間とはそういうものだという前提で、**疑問に思ったことはその場で調べ、その場で解決していく**ようにしています。

「調べる習慣」をつけるために

知らないことについて調べていけば新しい知識がつく。これは間違いのないことです。しかし、行動に移すのは面倒くさいし、そもそも目の前に「知らないこと」が現れたことに気づかず、そのまま素通りしてしまうこともあります。

だから、「これは自分にとって新しい情報だ」と察知・認識するアンテナを磨くことが必要になってきます。

たとえば僕の場合、クイズ番組の打ち合わせや雑誌の取材などで、自分よりもはるかに人生経験を積んだ知識豊富な人たちと話をする機会があります。

そこでは、僕の知らない単語やわからない話がしばしば出てきます。それは、別に知らなくても問題ないことかもしれません。でも、「自分には関係ないし」とスルーするのは、知識を増やすチャンスをみすみす捨てているようでもったいなく感じるのです。

かといって、いちいち「それは何ですか」と話の腰を折るのもよくない。そこで、**意味のわからない単語はすべてメモ帳に書き留めています。**そして、なるべく早い段階で調べ、その結果をスマホに記録しておきます。

こうした作業を習慣にすると、1日数個、知識が増えていきます。よく「どうしてそんなにいろんなことを知っているんですか？」と聞かれるのですが、日々接している情報量は他の人とそんなに変わりません。差があるとすれば、目の前の情報を自分の中に取り入れようとする姿勢なのかもしれません。

もうひとつ、物事をぼーっと見ていないで、そのなかに自分が知らないことを見つけ出す癖をつけておくといいでしょう。

先日、僕はお昼ご飯にロールキャベツを食べました。そのときに、「ロールキャベツについて、知らないことって何かあるかな」と考えてみました。大好物なので、つくり方についてはよくわかっています。でも、「ロールキャベツの発祥地についてては知らない」ということに思い当たりました。

「イタリアかな？　それともロシアかな？　案外アメリカとか？」などと推測しながら調べてみたら、トルコだということがわかりました。「ドルマ」というトルコ料理がヨーロッパに伝わり、ロールキャベツが生まれたそうです。

また、少し前にテレビを観ていたら、「今日、4月8日は花祭り」だと紹介されていました。花祭りがお釈迦さまの誕生日を祝う行事だというのは知っているけれど、もともとの由来は何だろう。そう思って調べてみると、意外な事実がわかりました。

実は、「花祭り」という名前はベルリン由来だそうです。1901年にベルリンでお釈迦さまの誕生を祝う「ブルーメンフェスト」が開かれました。その様子が日本のニュースで伝えられたことで、「ブルーメンフェスト」の直訳である「花祭り」が一気に浸透したようです。

こうしたこと1つひとつを「知らなくてもいいじゃん」と思ってしまったら、知識の広がりはそこでストップしてしまいます。

人はただ、生きるのに役立つ便利な知識だけもっていればいいのではなく、**「へえ、そうだったのか」と思えるような「雑学的知識」を増やすことで、人生を豊かなものに**

していけると思っています。

だから、知らないことを探し出すというのは、僕にとって日々のとても重要な作業になっています。

「疑問メモ帳」をつくる

新しく調べたことについては、抱いた疑問と、調べた結果をまとめてメモ帳に書き留めておきます。

この作業をマメに行なっていると、たびたびメモ帳を開くことになります。そうすると、かつて調べて書いたことも自然と目に入ってきます。そこでまた記憶の確認もできるし、「あれ？　これって前に調べたことと関係しているな」などとつながりを発見することもあります。

そうして、どんどん知識を広げていけるのです。

僕のメモ帳はクイズに使えるような雑学ネタが中心に書き込まれていますが、自分の仕事に合わせたものなどもつくるととても役立つと思います。

そのときに、とにかく自分の中の疑問を大事にしてください。

単純に人からいわれたことをメモするのではなく、「なんでこれは流行っているんだろう？」「どうしてこんな名前がついたんだろう？」「これはどんな仕組みになっているんだろう？」などと**疑問を書き出し、自分なりに調べていくプロセスが重要**だと思います。

自分がどんなによく知っていると思うことであっても必ずひとつくらいは「知らないこと」が隠れているはずです。それを見つけ出せるかどうかが、知識を広げていけるかどうかの分かれ目なです。

まとめ <<<

- **「その場で調べる」習慣をつけよう**
- **「知らないこと」に気づくアンテナを磨く**
- **雑学的な知識が人生を豊かにしてくれる**

NO.5

「目に入る回数」を増やす

「ふれる時間」がポイント

1人ひとりがもって生まれた記憶力に、さほど差はないと思います。東大の同級生を見ていても、特別に記憶力がいい人というのはまれで、みんな似たようなものです。

あることについて、覚えている人とそうでない人がいるとしたら、その違いは**「ふれる時間の長さ」にある**のではないかと思います。

人は好きなことは放っておいても覚えます。覚えようと努力したわけではないのに頭に入っているのは、それにふれる時間が長いからです。

たとえば、野球が好きな人は選手の記録や背番号など、本当に細かいことまで覚えています。おそらく、ほかの人よりも野球中継を見たり、スポーツニュースをチェックしたりする時間が多く、それだけ知識が蓄積しているのでしょう。

勉強も同じで、好きなことはどんどん覚えられます。化学が好きな人は、「暗記しよう」と頑張らなくても、複雑な化学式が自然と頭の中に入ってしまいます。

まずは「好きになる」からスタート

だから、なかなか覚えられない分野については、ふれる時間が増えるようにしていくのが一番です。できれば好きになれるような要素を探してみましょう。

僕は以前、野球についてあまり知らず、「もうちょっと知識がないと友だちの話にもついていけないな」と思っていました。クイズでも野球に関する問題はよく出題されるので、押さえておきたいジャンルです。しかし、いかんせん興味がないためにふれる時間も短く、なかなか知識は身についていきませんでした。

そこで、**最初にやったのが「贔屓《ひいき》の球団をつくる」こと**。漠然と「野球を好きになろう」とするのは難しいけれど、選手や球団をきっかけにすれば愛着がもてるのではないかと思ったのです。

高校のときの担任が熱烈な広島東洋カープのファンだったことを思い出し、とりあえずカープを追ってみることにしました。そして、カープの動向に注目していくうちに、選手1人ひとりの特徴がわかるようになり、監督やコーチなど興味の対象が広がっていきました。やがて、対戦相手の他チームにも詳しくなり、今では野球の話を振られても、ほとんど返せるようになりました。

どうしても好きになれないけれど覚えなくてはならないものに関しては、とにかくそれにふれる時間を増やしていきましょう。

ただし、僕の経験上では、「一度に長時間」というのはあまりおすすめできません。一気にわーっと詰め込んだことは、忘れるのも早いからです。

それに、好きになれないことに長時間取り組むというのは、精神的にもつらく感じてしまいます。それよりも、「ちょっとの時間で、何度も確認する」ほうが、記憶の定着率はいいように思います。

受験対策で僕がよくやっていたのは、**スマホの画面に、なかなか覚えられない化学**

反応式を表示しておくことです。スマホは1日に何回もちょこちょこ見るので、化学反応式を目にする回数も増え、自然と記憶に定着しました。そうしてひとつ覚えたら、次の式を表示するというふうにしていました。

手帳のよく開くページに書いておくのもいい方法だと思います。覚えるために見るのではなく、「開いたら書いてあった」という形でさりげなく目に入るようにするのです。こうした方法を使えば、好きになれない分野についても、自分を追い詰めることなくいつの間にか覚えることができるでしょう。

まとめ <<<

- **覚えられるかどうかは「ふれる時間の長さ」がポイント**
- **「好きなこと」は自然と長い時間ふれているから記憶に残る**
- **暗記したいものは「ふれる時間を増やす」工夫をしよう**

NO.6

苦手分野は「オリジナル暗記法」で克服

「覚えたらすごい!」と考える

逆説的なことをいうようですが、暗記上手になりたいのなら「覚えなくては」と自分を追い詰めないことが重要です。僕たちの記憶力には限界があるし、そもそも人間は忘れる生き物。だから、覚えていない自分に対しコンプレックスを抱く必要なんてありません。

それに、「これ、頭に入っていないや」と気づくだけでも価値があります。そこからもう一度、覚え直せばいいだけの話ですから。

むしろ、覚えていない状態がニュートラルであって、**頭に入っていたら「自分って**

すごい!」と自信をもっていいのです。

人間は、好きなことは自然に覚えます。ということは、僕たちが暗記で苦労するのは、多くが苦手分野です。

苦手分野を無理やり頭に入れようとしても、そもそも嫌いなので、「やりたくない」「できっこない」と思ってしまいます。

そうしたネガティブなイメージをもつことで、ますます苦手意識が強くなっていくのです。

「やり方しだい」で楽しめる

苦手分野を覚えるときには、ただ単に頭に入れようとするのではなく、自分にとって面白い切り口で記憶していくことをおすすめします。苦手であっても、無理なく楽しく取り組んでいける方法を探すのです。

誰に話すわけでもないので、ちょっと怪しかろうと、自分がとっつきやすければそれでOKです。

たとえば、僕は化学の無機質さが苦手で、元素をなかなか覚えられませんでした。

そこで、「硫黄君」「リンちゃん」などと、擬人化して覚えていました。

黄リンはまだ尻が黄色いひよっこだからすぐ熱くなって燃えるし不安定。それを加熱すると一人前の赤リンになる。そして、黒リンはおじいちゃんだから化学的に安定……みたいな感じ。

歴史が苦手な同級生は、教科書に出てくる人物の中から自己投影しやすい人を探し、自分自身が歴史の主人公になったつもりで学んでいました。

こうやって、自分なりに楽しめる方法を見つけ出せた人から、苦手を克服していったように思います。

僕みたいに擬人化して覚えるのもひとつの方法ですが、自分で考えたほうが印象に残りやすくなるので、**独自の暗記法をつくってみる**といいでしょう。

おすすめする気はまったくないのですが、僕が考えたオリジナルの数字暗記法があります。僕はノーベル文学賞の受賞者を全員覚えているのですが、これを利用します。

たとえば、「９０４１２９６４」という数字を覚えなくてはならないとします。この数字を二桁ずつに分解し、「90番目の受賞者＝トニ・モリソン」「41番目の受賞者＝ヘルマン・ヘッセ」などと当てはめていくと、「トニ・モリソン／ヘルマン・ヘッセ／トマス・マン／川端康成《かわばたやすなり》」となります。この4人が横一列に並んでいるところをイメージすれば、かなり覚えやすくなります。

繰り返しますが、この方法をそっくりそのまま真似してほしいということではありません。ノーベル文学賞の歴代受賞者を全員覚えるくらいなら数字を覚えたほうがまし、という人がほとんどでしょう。

ただ、親しみのある数字に置き換えるのはぜひやってみてもらいたい方法です。

たとえば、自分の誕生日や友だちの誕生日など、いくつか身近な数字のパターンを用意しておいて、その数字を何倍かしたりして、暗記したい数字をつくります。「僕の誕生日と兄の誕生月の2倍」などとうまく置き換えられれば、頭に入れやすくなるでしょう。

「語呂合わせ」の使い方

もうひとつ、暗記といえば、「語呂合わせ」を使っている人も多いのではないでしょうか。「語呂合わせは暗記だけが目的になっていて、学びの本質からずれる」と否定する声もありますが、僕は語呂合わせ肯定派です。覚えにくいものを真正面から覚えようとして時間をかけるのは効率的ではないと思っています。

そもそも、語呂合わせに頼らなくてはならないのは、ただ数字の羅列を覚えるなど、そこに意味が見出せないケースがほとんどです。

たとえば、ルート5の近似値「2・2360679」という数字を、意味づけながら覚えるのはほぼ不可能です。それよりも、「富士山麓オウム鳴く」と覚えてしまいましょう。

こうした語呂合わせは、単純に数字を記憶するよりも時間が短縮できて忘れにくいので、ずっと合理的です。

また、何かリズムをつけて覚えるのもいい方法だと思います。

太陽系惑星の順番を覚えるときに、みんな「水金地火木土天海」と口にしたはずです。独特のリズムがいまも記憶に残っているという人も多いでしょう。

近頃は、どんどん便利な世の中になってきて、「暗記の機会」が減っています。スマホのおかげで、電話番号もスケジュールも覚える必要がなくなりました。

僕もスマホをもっていなかったとき、よく遊ぶ同級生の電話番号をすべて覚えていましたが、今は自分の番号ぐらいしかわかりません。

日常的にいろいろなことを覚えていたときに比べて、「暗記力」が落ちやすくなっているといえるかもしれません。

なので、自分に合った暗記法を見つけて、より効率的に覚えられるように工夫することが大切です。

まとめ <<<

- **覚えていないのが当たり前。覚えられたら「すごい！」**
- **自分で考えた暗記法だと記憶に残る**
- **「語呂合わせ」も「リズム」も積極的に活用しよう**

NO.7

知識を〝最速で〟引っ張り出すコツ

クイズで「一番早く答える」ために！

クイズで勝つためには、頭の中にある知識をいかに早く引っ張り出すかが大切になります。早押しの場合、たとえ答えがわかったとしても、一番早く答えられなければポイントはもらえません。答えを思い浮かべるのに時間がかかっていては、結果につながらないのです。

探し出すのに時間がかかるのは、そもそもの整理の仕方に問題があるのではないかと思います。逆にいえば、整理の仕方しだいでは、誰でもクイズ王になれる可能性があると僕は思っています。

普段の僕の頭には、ごちゃごちゃといろいろな知識が入っていて、あまり片づいていない汚い部屋のような感じです。ただ、**ざっくりと分野ごとのフォルダには分けてあるつもりです。**

たとえば、「ヨーロッパの数学者で……」と始まる問題が出されたら、その瞬間に、関連フォルダの中から解答候補を10個くらい引っ張り出します。

「ラプラスか、ライプニッツあたりかな。それとも……」

そして、「17世紀に微積分を発見した……」という問題の続きを聞いて、その候補から「ライプニッツ！」と正解を選び出します。

クイズは一瞬の判断で勝負が決まるので、場合によっては先にボタンを押してからこうした作業を行なうこともあります。

「入れるとき」から工夫する

フォルダに分けるといっても、自分の頭の中に手を入れて整理することはできません。一度、頭に入ってしまった知識を、あるフォルダから違うフォルダに移すのは至難の業です。

だから僕は、**インプットの段階で仕分ける**ようにしています。

一見、単独でポツンと存在している知識であっても、同じ人が関わっていたり、同じ時代の事柄だったり、同じ地域に根ざしていたりと、ほかの知識と何かしらの関連性があります。

そういったものでひもづけし、点の知識を線にまとめておくと、1つ思い出すことで芋づる式に同じ分野の知識を引き出すことができます。

このとき、ある1つの知識が複数のフォルダに属することもありえます。

たとえば、津田梅子《つだうめこ》は「近代の偉人」というフォルダだけでなく、「大学創設者」、「紙幣に描かれた人物」などのフォルダにも振り分けられるでしょう。

Twitter や Instagram では、「ハッシュタグ（#）」をつけて自分の投稿をカテゴライズしますが、それを頭の中の知識にもつけていくイメージです。

こうして、複数のフォルダに保存されている知識は、どこからでも引っ張り出しやすくなります。

新しく何か知識を入れるときには、自分の頭の中を地図のように整理し、「これはここ。いや、あそこにも入るな」と、**ほかの知識とひもづけながら覚えていく**といいでしょう。

「ざっくりフォルダ」をつくっておく

フォルダは、あまり細分化する必要はありません。

細分化しすぎると、その分覚えなければいけないフォルダが増え、頭の中がごちゃごちゃになるからです。そうなってしまうと、知識をすばやく取り出すことが難しくなります。

僕の場合は、「近代の日本の歴史」「中世の日本の歴史」「野球」「サッカー」……のように、かなり大まかです。

頭の中のフォルダは、放置しておくと埃《ほこり》をかぶってしまいます。だから、ときどき用がなくても引っ張り出して使うようにしています。

「ざっくりフォルダ」で覚える

I.頭の中に「ざっくり」分類したフォルダをつくる

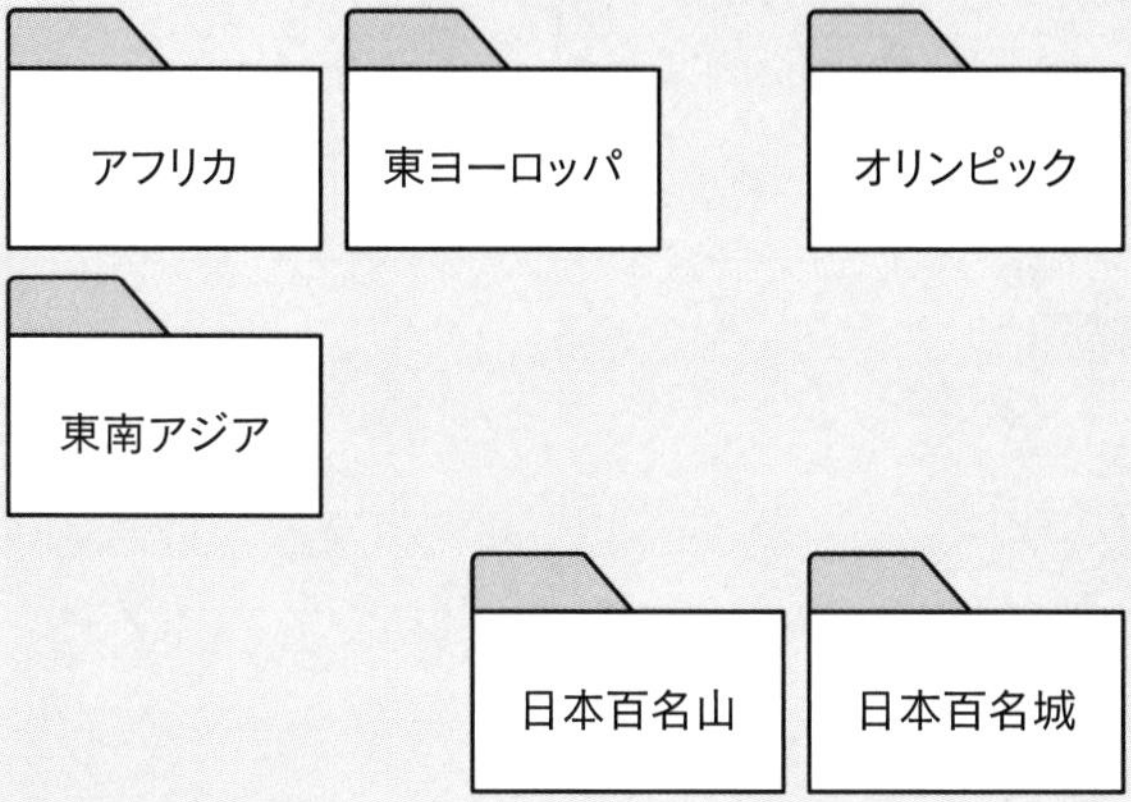

II.ときどき引っ張り出して「覚えているか」をチェック

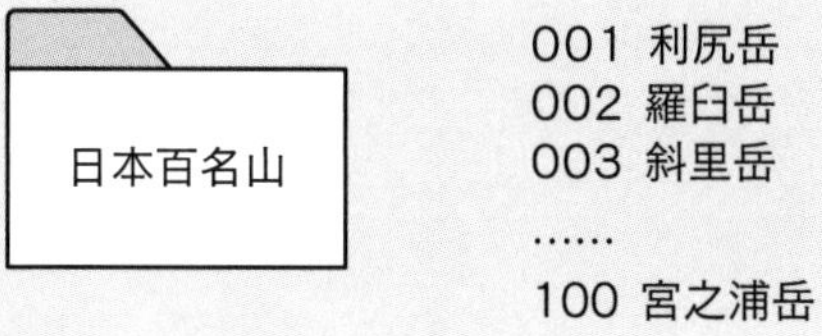

具体的には、**すきま時間などを利用して、知識を引っ張り出す練習をしています。**

「アフリカ大陸にある国と首都名を全部わかっているかな」

「ここ50年のオリンピック会場をいえるかな」

「日本百名山を思い出せるかな」

こんなふうに、いろいろな分野の確認をしています。あるいは、目にした新聞記事などをきっかけに、そこから連想できる知識について、思い出すというのも効果的です。

そこで、思い出せないことが出てきたら、それを調べ直し、新たなひもづけを行なって頭に入れていくのです。

まとめ

- **知識をすばやく引き出すには、「覚えるとき」が勝負**
- **頭の中に「ざっくりフォルダ」をつくっておく**
- **すきま時間に知識を引っ張り出す練習を**

NO.8

「経験知」をためる

10の理解より、1の行動

『東大王』では、僕たち東大王チームがわからない問題を、芸能人チームにいとも簡単に解かれてしまうことがあります。

そのときに痛感するのが**「経験の強さ」**です。

僕たちのチームはまだ学生なので、忙しい芸能人より多くの時間を勉強に使えているはずです。ただ、その反面、経験については圧倒的に芸能人に劣ります。それが、クイズの結果として表れるのです。

もちろん、勉強は大切です。でも、知識を広げたり深めたりする方法はそれだけではありません。積極的に新しいことにチャレンジし、経験を積んでいくことが非常に重要だと思っています。

机に向かって学んだ教科書的理解と違って、実際に何かをやった経験的理解は深みや厚さがあるし、いろいろ応用がききます。

たとえば、旅行がその典型です。時刻表やパンフレットを机に広げれば、そこに行く方法は理解できます。写真を見ればどんなところなのかも想像がつきます。しかし、あくまでそれはバーチャルで、実際に自分の足で歩いて感じ取ることとは知識の質が違います。

何事につけ、**10の理解よりも、1の行動のほうが得るものははるかに大きい**のではないでしょうか。

僕が「初体験」を大切にする理由

僕は自分の人生において、「やっていないことはやってみる」をひとつの重要なポリシーにしています。

「どこに行くか」「何をするか」という選択肢があった場合、僕は**「好きなこと」よりも「これまでやっていないこと」を選ぶようにしています。**

意識しないでいると、どうしても「好きなこと」を選んでしまうので、経験に偏りが出ます。でも、「やったことのないこと」を選ぶようにすれば、自分の世界を広げていくことができるのです。

実際に、僕が先日初体験したのが「ハロウィーン」です。この日、渋谷にはたくさんの若者が集まり、「人間パラダイス」と化します。僕は人ごみが苦手なのでそういったイベントには基本的に近づかないようにしているのですが、逆に行ってみるか！と気が向いて、人でいっぱいの渋谷スクランブル交差点に足を運びました。

結果見たものは、大量の仮装した人々、肌寒いのに露出が多めのお姉さん、企画をやっているらしきYouTuber、仕事帰りで巻き込まれたサラリーマンなど、「都会の混沌《こんとん》の縮図」と思わされる光景でした。

個人的には、ここで僕が楽しむのは厳しいな、という否定的な結論に達してしまいましたが、普段とはまったく違う環境に身を置くのはいい経験になりました。家でゴロゴロしながらニュースを見ているだけでは味わえない熱気と人いきれ、騒音。ものすごいエネルギーに溢れている場所だというのは実際に行ってみたからこそわかったことです。

このように、仮に苦手だという結論が出たとしても、「次、同じようなイベントには行かないようにしよう」という行動の選択基準ができます。

経験したうえで行かないという立場と、経験したことがないのに行かないという立場では大きな隔たりがあると思います。

新しい経験をすることは、自分の中に価値判断の基準を増やしていくことでもあります。なのに「ダメに決まっている」という食わず嫌いの思い込みをしていれば、何の指針も得られないばかりか、世界を狭めてしまいます。

もちろんやって後悔するときもありますが（僕は芋虫を二度と口にしないと固く誓っています）、多くの場合は、「やってよかった」と思えることばかりです。

経験を「人生」に生かしていく

そもそも、たいていのことは1回目からすぐにうまくいきません。

たとえば、はじめてスノーボードに挑戦した人がスイスイ滑れるということはほとんどなく、何度も転んでお尻を打ち、相当つらい思いをします。ここで「自分には合わないから」とやめていく人もいるでしょう。でも、経験を重ねるうちに、「スノーボードに出会えてよかった」と思うくらい、のめり込んでいく人もいます。

結局、大事なのは、**1回目の経験を2回目に、2回目の経験を3回目にどう生かすかということ。**行動しないでいたら、その経験すら手にすることができません。

何かを覚えるというと、勉強して頭に入れていくしかないと考えている人も多いと思いますが、経験によって得られる「経験知」も、重層的な知識をつけていくために必要なのです。

まとめ

- **「行動」してはじめてわかることがある**
- **選択肢があったら「やったことがない」ことを選ぼう**
- **「経験知」をためると重層的な知識がつく**

4章

時間の習慣

「人生のムダをなくす7つの方法」

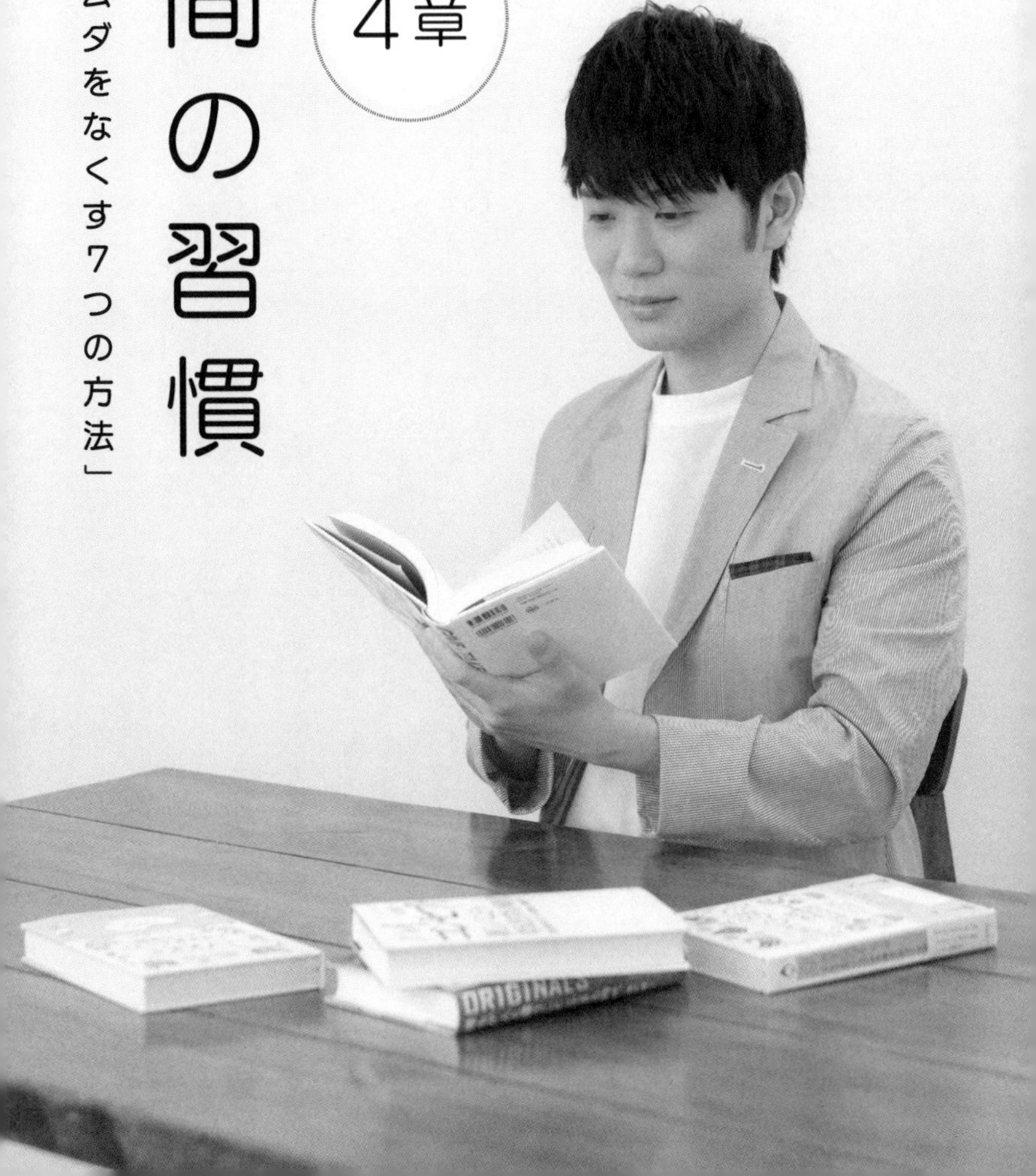

NO.1

「すきま時間」の効果的な使い方

「減らす」のではなく、「生かす」

勉強にしても仕事にしても、限られた時間をいかに有効に使うかで結果が大きく変わってきます。いわゆる「すきま時間」の活用は、僕にとっても非常に重要なテーマです。

僕の場合、授業の休み時間や電車に乗っているときなど、すきま時間は1日平均1時間くらいあります。ずいぶん、もったいないような気がします。

だからといって、**「すきま時間自体を減らそう」とすると、かえってストレスを増やしてしまう可能性があります。**

空き時間をなくそうと余裕のないスケジュールを組めば、ちょっと想定外の事態が起こっただけで、簡単に遅刻してしまいます。時間を大切にしようとしているのに、約束を守れなくなっては本末転倒です。

また、自分の行動はある程度思い通りになりますが、相手の行動までコントロールすることはできません。時間にシビアになりすぎると、相手が少し遅れてきただけでイライラしてしまい、人間関係によくない影響があるでしょう。

やはり、すきま時間は減らそうとするのではなく、「活用法」を考えるべきなのです。

すきま時間が生じることを「損だ」と捉えず、むしろ、その時間を活用し、生産性をアップしていく方法を考えましょう。そのためには、「すきま時間は今日も出る」ことを前提に準備しておく必要があります。

そのとき、**短時間でできるものと、ある程度長い時間必要なものの2つを準備しておく**といいと思います。

短時間でできるものとしては、英単語を覚えるとか、計算問題を解くとか、1分程度で完結していけるものがいいでしょう。

僕は今、医師国家試験を控えているので、すきま時間にはスマホのアプリで過去問を解いています。1問1分くらいで解けるので、待ち合わせ場所にちょっと早く着いたときなど、ごく小さな時間でも有効活用できます。

少し長いすきま時間があるときにおすすめしたいのは読書です。2、3分ではさすがにほとんど読み進められませんが、10〜20分ぐらいあれば、ある程度まとまった量を読むことができます。

僕は移動中など、少し長めの空き時間があるときには、もっぱら本を読んでいます。そのための本は必ずカバンの中に入れて出かけます。読む本のジャンルはおおよその移動時間で決めています。

1時間程度の時間がありそうなときには、ミステリーやSFといったジャンルの小説を読むことが多いです。短い時間では気軽に読める雑学本みたいなものをよく読んでいます。

このように、2つの活用法を準備しておくことで、すきま時間を有意義に使うことができるようになるのです。

電車の中では、多くの人がスマホをいじっています。なんとなく見ている限りでは、たいていゲームやSNSをやっているようです。現代人にとって、「暇潰しにスマホはなくてはならないもの」ということなのでしょう。

でも、少し厳しいことをいうようですが、僕たちに潰している「暇」なんてあるんでしょうか。本当は、その時間はとても貴重なもののはず。スマホをいじる代わりに、何をするかを真剣に検討する必要があるように思えます。

ルーティーンの中から「隠れたムダ」を探す

すきま時間は上手に使うとして、生活の中のルーティーンに関しては、できるだけムダをなくす工夫をしてみるといいでしょう。

僕は、朝の身じたくでグズグズと時間を浪費してしまうところがあるので、その見直しを図りました。

たとえば、服の組み合わせは決めてしまって、その通りに着るようにしています。

「このシャツに、このジャケットって合うだろうか」などと、悶々《もんもん》と悩む時間をなくしたかったからです。

このような工夫によって短縮できるのはほんの1、2分ですが、毎日やっていることなので、1年単位で考えると、6時間以上も節約できていることになります。

つまり、**ルーティーンの「ムダ時間」をなくすと、「塵《ちり》も積もれば山となる」で、かなりの時間節約になる**のです。「1日の時間を増やす」ためにも、一度、ルーティーンの行動を徹底的にチェックしてみてください。

まとめ <<<

- **すきま時間は「減らす」のではなく「生かす」ほうがいい**
- **「短時間用」と「長時間用」の2種類の活用法を用意する**
- **ルーティーンの「ムダ時間」は積極的に減らそう**

NO.2

スマホとは「適度な距離感」を保つ

「スマホ」はいいもの、だけど……

僕の両親が若い頃には、スマホどころかパソコンも携帯電話も普及していませんでした。しかし、今はスマホなしで生活するのはなかなか大変。高齢者であっても、スマホを使いこなしている人は大勢います。

僕らの生活を一変させたスマホについて、いろいろ負の側面を指摘する人もいます。でも、僕は情報収集やコミュニケーションの質を高めてくれる、非常にいいものだと思っています。

・何かわからないことがあったときに、その場ですぐに調べることができる
・世界中の人と、いつ、どこでも連絡を取ることができる
・災害時の情報収集・発信に活用され、命の救出に役立ったケースもある

これらは、スマホがあるからこそできるようになったことです。ただ、便利で「手放せない」ものだけに、接し方しだいで無為な時間を送ってしまうのが怖いところです。

「近くに置かない」が最適解

スマホは手に収まるサイズだからこそ、僕たちのありとあらゆる生活シーンに入り込んできます。寝っ転がっても操作できるので、ベッドの中に持ち込んでいる人も多いでしょう。

僕もかつて、寝る直前までスマホをいじっていましたが、そのときには睡眠の質が落ちている感覚がありました。

さらには、つい何時間もYouTubeを見てしまうといった時間の浪費を感じることも増え、スマホとどう付き合うかということを、一度、しっかり考えなくてはいけないと思うようになっていきました。

僕は、「スマホを手にする時間を減らす」と決めました。

もっとも、そう決めただけで実践できるほど僕の意思は強くありません。友だちからのＬＩＮＥを返したあと、そのままだらだらとTwitterを見てしまったりします。

そこで、充電器を机やベッドなど自分が長い時間過ごす場所から遠いところに置くようにしました。家に帰ったら、すぐにスマホはそこにもっていき、よほどのことがない限り手に取らないようにします。

外出先では、スマホはカバンの中に入れておきます。ズボンや上着のポケットだと、無意識のうちに取り出して見始めてしまうからです。

要するに、**スマホについては「手の届くところに置かない」という状況をつくる**ようにしています。

単純なようですが、これが一番効果があります。

また、僕は集中して勉強したいとき、「スマホをやめれば魚が育つ」というアプリを使っています。これは、決められた時間が経つまでロックを解除できなくなるアプリです。使わない間はかわいい魚が育っていくので、それも楽しめて一石二鳥です。

もっとストイックに勉強したい人は、決められた時間まで絶対に開かない箱「タイムロッキングコンテナ」にスマホを突っ込んで勉強するというのもありかもしれません。これは、東大謎解き制作集団AnotherVisionの代表だった松丸亮吾《まつまるりょうご》君に教わったライフハックです。

「よく使うアプリ」から削除していく

スマホに入れるアプリの見直しも大事です。

みなさん、いろいろなアプリを入れていると思います。そのなかで、**とくによく使うアプリがあれば削除してしまう**ことをすすめます。

「よく使うものこそ残すべきでは？」と思うかもしれません。

ただ、「よく使う」というのは、そのアプリに多くの時間を取られているということでもあります。アプリは起動してすぐに使えるので、便利ではありますが、その分、ほぼ無意識に開いて使ってしまうということになりかねないのです。

たとえば、TwitterやYouTubeなどは、アプリでなくてもブラウザ上で利用することができます。検索して、サイトを開くという一手間が必要な分、気づいたら長時間使っていたということが起こりにくくなるのです。

アプリでしか使用できないサービスであれば仕方ありませんが、ブラウザ上でも使用できるものに関しては、「よく使うもの」ほどアプリを削除したほうがいいと思います。

最初に述べたように、スマホはあらゆる場面で役に立つ、本当に便利なものです。

ただ、便利さのあまり、「使いすぎてしまう」という問題があるので、**どのように接するかはきちんと決めておく必要がある**のです。

まとめ

- **スマホはとても便利な分、「使いすぎてしまう」のが問題**
- **「手の届くところに置かない」ことを徹底しよう**
- **「よく使うアプリ」を削除すると、無意識に使うことが減る**

NO.3

「考える時間」を増やす

「何をしていたかわからない時間」を過ごさない

人生の時間は有限です。今、健康そのもので日々を謳歌《おうか》している人であっても、いつか必ず死を迎えます。

僕自身、貴重な1分1秒を生きているわけですから、**あとから振り返って「何をしていたかわからない時間」をつくらない、**ということを心がけつつ、毎日を送るようにしています。

この「何をしていたかわからない時間」というのは、「頭を使っていない時間」と言い換えてもいいかもしれません。

たとえば、友だちと新しいクイズの形式について話をしていて、いろいろ話し合ったけれど、うまくまとまらなかったというようなときは、しっかり頭を使っているので、アイデアが出なかったとしてもムダではないでしょう。

一方で、だらだらテレビを見ていたときなどは、まさに「何をしていたかわからない時間」を過ごしていたといえます。

もっとも、だらだらすること自体が悪いわけではありません。「ちょっと疲れたから、何も考えないでぼーっとしていよう」と思ってだらけるのは、自分の心身の声に敏感になってやっていることなので意味があります。

要するに、**ちゃんと目的意識があればいい**のです。

問題なのは、そこにはっきりした意思がないケース。とくに、今のような情報社会では、「自分で決めてやっているようで、与えられたものに流されているだけ」ということがよく起きます。これだと当然のことながら、自分にとって何か意味のある時間にはなっていません。

自分がそういう状況に陥りかけていると感じたとき、僕は**「今日の正味活動時間」**

をチェックするようにしています。1日の終わりに、その日はどれだけ頭を使ったかについて振り返りを行なうのです。

シビアに見ていくと、「ゼロ」に近い日もありました。しかも、その日は振り返るまで、「頭を使っていないな」という印象をもっていませんでした。

なぜ、「時間割」を決めてはいけないのか？

しかし、目的意識をはっきりもつことと、「タイムスケジュール化」を混同しないようにしてください。

よく、1日の過ごし方を円グラフにすることがありますよね。僕は、あれは時間の有効活用につながらないのでは、と思っています。

1日の終わりに「今日はどんなことをしたんだっけ？」と振り返るためにグラフ化するならいいのです。

でも、たいていは、11時から6時まで睡眠、7時まで朝食と身じたく、8時から10時まで勉強……などと「今後のスケジュール決め」に使います。

事前にスケジュールを決めても、実際はいろいろ不確定要素も入ってくるし、自分の体調や気持ちがついてこないこともあるし、予定通りにはいきません。

たとえば、「午後1時から6時まで勉強する」と決めても、2時には「なんだか今日は集中できない」と感じるかもしれません。

そういうときには思い切って、散歩するなり映画を観るなり、ほかのことに切り替えたほうがいいでしょう。

無理に6時まで机の前に座っていても、その間、頭はフルに使えていません。つまり、2時から6時までは「何をしていたかわからない時間」になってしまうのです。

一方で、6時になっても「まだまだいける」ということもあります。そのときに「時間だから」とやめてしまうのは、もったいない話です。

要するに、事前にスケジュールをガチガチに決めないで、**そのときの自分にとって「一番いい過ごし方」をするべき**だと僕は思っています。

1時間で集中力が切れてしまっても、それはそのときの最善。逆に、何時間でも続けられそうなら、それをあえてやめる必要はないでしょう。

人間の体には1人ひとり違ったバイオリズムがあります。そうしたバイオリズムにしたがって何をするかを決めていくことで、一番いい過ごし方ができるでしょう。

まとめ

- 「何をしていたかわからない時間」をつくらない
- 「今日1日どれくらい頭を使ったか」をチェック
- 自分の心と体にしたがうと「一番いい過ごし方」ができる

NO.4

最適な「睡眠時間」を確保する

「眠らない国」ニッポン

睡眠時間と健康の関係について、いろいろな研究結果が報告されています。

フィンランドで、30歳から64歳の男女3760人を対象に行なわれた大規模調査では、興味深い結論が導き出されています。

睡眠時間が6時間未満、あるいは9時間を超える人は病気で仕事を休む率が上がり、病欠率が一番低いのは、男性で7・8時間、女性で7・6時間の睡眠を取っている人だったそうです。

もちろん、個人差があるので、一概には決めつけられませんが、**睡眠時間は7〜8**

時間くらいがベストで、短くても長すぎてもよくないということです。

ところが、NHKが日本人を対象に行なった「国民生活時間調査」（2015年）によると、30代～50代男性と40代～50代女性の睡眠時間（平日）の平均が7時間を切っています。おそらく、日本人は睡眠の優先順位が低いのだと思います。しかし、それは見直したほうがいい。

医学的見地からしても、6時間では足りません。毎日6時間睡眠で1週間を過ごした場合、「睡眠負債」によって、脳に1日徹夜したくらいのダメージを受けるといわれています。

「食事」より「睡眠」――僕の優先順位

先のフィンランドの調査では、「十分な睡眠を取っている人は仕事の能率が上がる」こともわかっています。記憶力や集中力など、大事な頭の働きをダウンさせないために、睡眠は非常に重要だと僕は思っています。

実際に、僕の早押しクイズの成績は、前日の睡眠時間とかなり相関関係があります。

遠征などをするときには朝が早く、4〜5時間の睡眠で大会に臨むこともあるのですが、そういったときは如実にパフォーマンスが落ちます。イージーミスをしたり、どうしても答えを思い出せなかったりして、負けてしまうことが多いのです。逆にきっちり8時間寝たときは不用意な誤答で負けることはあまりありません。

また、面白いことに、ペーパーテスト形式のクイズは睡眠時間にそれほど影響されないようです。長い時間をかけて考える場合はなんとかごまかしがきくが、短時間で記憶を引っ張り出す能力は弱くなるということなのかもしれません。

僕自身は、8時間睡眠が一番パフォーマンスがいいと感じており、それを確保できるように努めています。

ただ、まとめなければならないレポートがあったり、クイズ番組の収録が長引いたりと、どうしても6時間程度しか眠れないときもあります。そういうときは、翌日に足りなかった2時間分の昼寝をしています。

不本意ながら**徹夜に近い過ごし方をしたときには、昼寝をできるだけ長くして、「睡眠負債」を返すようにしています。**僕は、睡眠の優先順位が高いので、ご飯を食べる時間を削ってでも寝る時間を取っています。

「眠らなければ」と思いすぎない

このように、睡眠時間の確保には気を遣っていますが、神経質になりすぎないようにしています。

というのも、睡眠時間が8時間を切りそうだと「まずい」という気持ちになって、なかなか寝つけなくなることがあるからです。

翌朝6時に起きなければならないのに、すでに夜中の12時になっていたりすると、「6時間しかない」「早く寝なくては」というプレッシャーを感じて、目が冴《さ》えてしまうのです。

なので僕は、**必要な睡眠時間＋1時間くらいの余裕をもって、寝る準備に入る**ようにしています。睡眠時間を確保したいときは、だいたい次の日に大事な試験や大会があったりして、興奮で寝つきが悪くなるもの。そういった時間も計算に入れて少し早めに布団に入るようにしているのです。

試験前日などになかなか眠れないと、焦りを感じてしまう人もいるでしょう。しかし、早めに寝る準備をしておけば、「多少眠るのが遅くなっても大丈夫」と思えるので、焦りの気持ちが和らぐはずです。

また、僕自身は「日付が変わる前に寝る」こともできる限り守っています。僕の中に、「12時より前に寝ると、翌朝気持ちよく起きることができる」という経験則があって、それが一種のおまじないみたいに働き、リラックスして入眠できるからです。

睡眠は個人差があるからこそ、「○時までに寝ると気持ちよく起きられる」「○時間寝ると翌日調子がいい」などといった**自分なりの法則を見つけると、睡眠の質を上げることができる**のです。

まとめ <<<

- **もっと「睡眠」の優先順位を上げよう**
- **大事な日の前日は「1時間早く」寝る準備に入る**
- **自分なりの法則を見つけると、睡眠の質が上がる**

NO.5 <<<

「一番」を目指せるものに注力する

「諦める力」をもとう

誰でも「できるようになりたいこと」はたくさんあると思います。

僕の場合も、英会話の発音をよくしたいとか、字がうまくなりたいとか、卓球で強くなりたいとか、挙げ出したらきりがありません。

でも、これらについてはある意味で「諦めて」います。限られた人生の時間内に、もっと優先しなければならないことがあるからです。

あれもこれもと欲張る前に、**「自分が一番輝けるものは何か」について見極め、それを磨き上げていくことが重要**でしょう。自分が一番力を発揮できるものに投資してこそ、最大のリターンを手にできると僕は考えています。

僕の場合、投資して惜しくないのは医学とクイズです。

医学については、「自分が世界で一番、詳しくならなければいけない」くらいのつもりで取り組んでいます。

クイズは、努力すればそれだけ強くなっていったし、自分の性格や能力に合っていると感じるからこそ力を注いでいます。

一方で、スポーツは好きだけれど趣味止まり。中学時代、僕はかなり卓球に熱中していて、市の大会で優勝したこともありましたが、「トップに立つのは難しいかな」と感じていました。そういうものに、全力で投資するわけにはいかないと割り切っています。

かといって、「自分が一番輝けるもの」なんてなかなか見つかるものではありませんよね。僕自身も高校時代、クイズ研究部のドアをたまたま叩かなかったら、今もまだ打ち込めるものを見つけられていなかったかもしれません。自分が輝ける場所を見つけるのは、多くの場合、運に助けられてのことが多いと思います。

その「たまたま」の運を引き寄せるために、いろんな経験を積んで出会いの機会を多くもつようにしてみてください。そういった機会を重ねていけば、「これは自分に合っているかも」と思えるようなものが見つかるはずです。

「最低限のレベル」はクリアする

もちろん、たとえ一番になれなさそうなことでも、「できるようになりたい」と感じたなら、その気持ちを無視するのはもったいない。だから、**「最低限のレベルはクリアする」ことを意識しています。**

彫刻にたとえると、わかりやすいかもしれません。

人間の像を彫るときは、まず大きなノミでだいたいの外形をつくっていきます。そして、人間らしくなったところで、顔など細かい部分を彫刻刀で丁寧に仕上げていきます。

おそらく、この顔をつくる作業がもっとも時間がかかって大変でしょう。

そこで、顔を完成させるのは自分が輝ける分野だけにして、ほかについては「なんとなく目鼻立ちだけわかればそれでいい」という考えで僕はやっています。

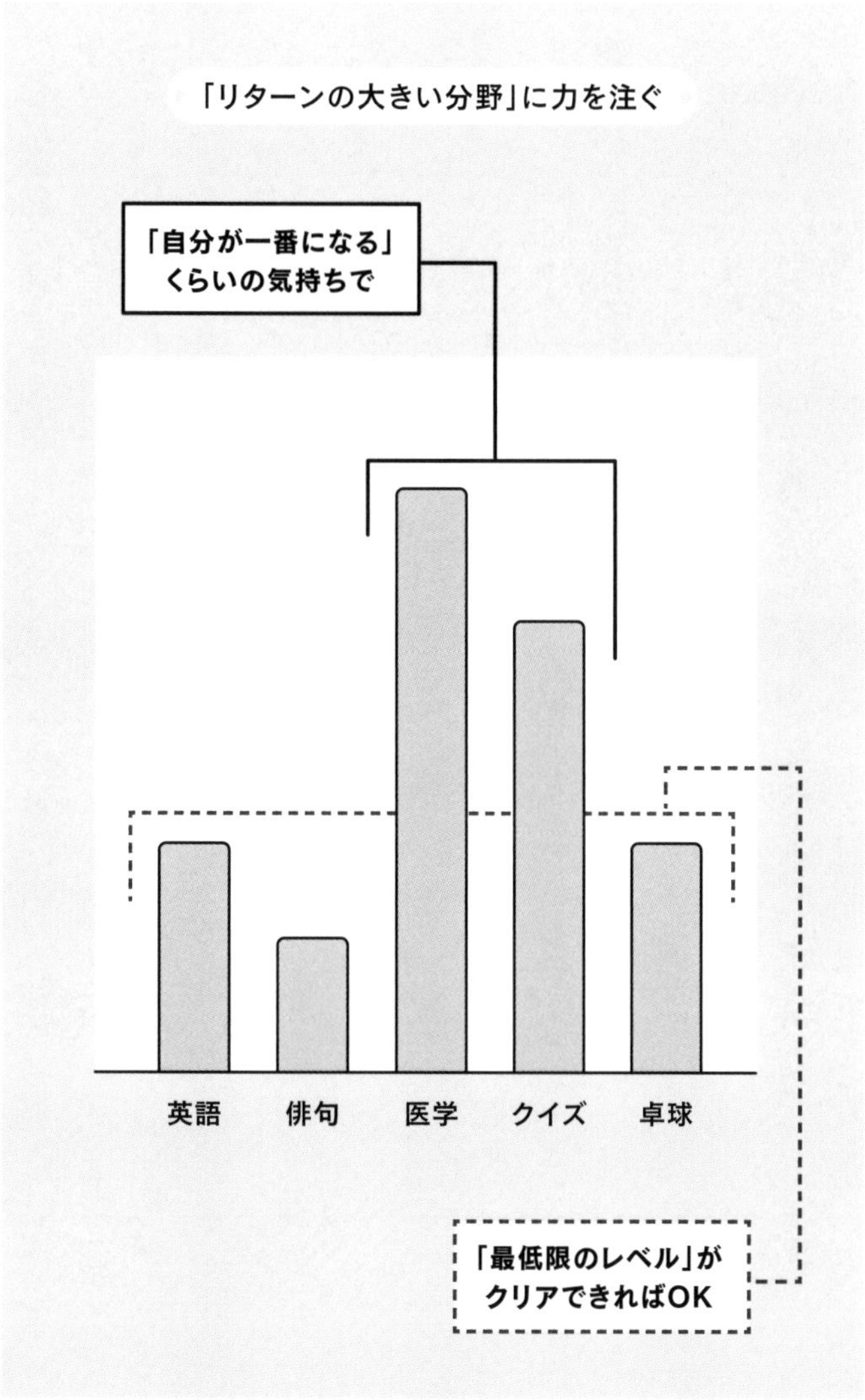
「リターンの大きい分野」に力を注ぐ
「自分が一番になる」くらいの気持ちで
英語
俳句
医学
クイズ
卓球
「最低限のレベル」がクリアできればOK

僕は英語の発音があまりよくなくて、できればもっと流暢に話したいとは思います。でも、こちらのいっていることは通じているし、相手の話していることもわかる。つまり、彫刻の目鼻はわかる状態なので、これくらいでいいかなと割り切っています。それより、同じ英語でも、知らない医学用語を覚えるということに時間を使ったほうが、僕にとってはリターンが大きいのです。

「積極的手抜き」のススメ

セイコーホールディングスが2017年に行なったアンケート調査では、日本人の7割が「時間に追われている」という感覚をもっているそうです。そして、その割合は社会人よりも学生のほうが高いとのこと。

今の若者は、SNSを通じて多くのコミュニティーに属していて、いくら時間があっても足りない状況なのかもしれません。

僕自身、「時間がもっとあったらいいのに」としょっちゅう思っています。

でも、「時間が足りない」と感じることはある意味、幸せなことなのかもしれません。それだけ「やりたいこと」や「やったほうがいいこと」が見つかっているということですから。

ただ、見つかるままにあれこれ手を出していったら、すべて平均点か、よくて人よりやや上で終わってしまいます。

それよりも、人よりもうまくやっていけそうなものをいくつか決め、それを磨いていくほうが、人生としては得策。**「これだ」と思えるもの以外は、手を抜いていいのだ**と思っています。

まとめ

- **「一番を目指せる分野」に力を注ぐ**
- **「一番以外」は最低限のレベルでOK**
- **時間は有限。だから積極的に「手を抜く」**

NO.6

人と付き合う時間、ひとりの時間

「インプット」と「アウトプット」のサイクルを回す

クイズ番組の収録では、いろいろな人と話をしながら意思疎通を図らなければなりません。どちらかというと人見知り体質の僕には、「コミュニケーション過剰」状態となります。

逆に、研究室にこもって勉強しているようなときは、ほとんど誰とも口をききません。これはこれで、「コミュニケーション欠乏」を感じます。

要するに、**人と接する時間もひとりで過ごす時間も、どちらも必要**だということでしょう。

また、そのバランスがとても大事なのだと思います。なぜなら、**人と話をしている時間はアウトプット、ひとりで過ごす時間はインプットにあてられる**ことが多いからです。

何のインプットもできていない状態で、いくら大勢の人と話をしていても、お互いに意味のある付き合いにはなりません。

一方で、膨大な知識をインプットしておいても、それを誰かに伝えることができなければ、その知識が役立つ場面がほとんどなくなってしまいます。

インプットとアウトプット。この2つは自転車の両輪みたいなものなのでしょう。

ただ、僕がどちらを優先しているかといったら、今のところ、ひとりの時間です。

いろいろな人と話をしたときに、「この人は価値がある」と思ってもらうためには何かしら「武器」が必要ですが、**自分だけの武器を磨くことは、ひとりの時間でないとなかなかできない**からです。

今の僕は、まだ何もできない若者にすぎません。そんな僕がもてる武器としては、医学の専門知識がまず挙げられます。また、クイズの知識というのも、自分の強みになりうると思っています。

だから僕にとって、それらを磨くためのひとりの時間は、欠かすことができないものなのです。

もっとも、これは僕に限ったことではないでしょう。

学生はもちろん、忙しく働いているビジネスパーソンも、その多くが**「インプット不足」**の状況にあるように思います。現代はＳＮＳを介して、いつでも人とつながれるので、たとえ家にいても、ひとりの時間をもてていないのです。

人と接する時間はもちろん大切ですが、本を読んだり、勉強したりするひとりの時間もしっかり確保したいところです。そのためには、147ページに書いたように、「スマホを手にする時間を減らす」ことが必要かもしれません。

「未来志向」をもとう

ひとりの時間は内省するためにも必須です。内省がなければ、どんな経験も成長にはつながらないと思っています。

ただ、ネガティブな方向に偏りすぎないよう注意が必要です。

僕はひとりで考え込むと、だいたい成功したことよりも失敗したことに意識が向かいます。しかも、ある失敗に対してその原因を深掘りしすぎる傾向があります。そのため、「あれがダメだった、これもダメだ」と、暗い気持ちに沈んでしまうのです。

人と付き合っている時間に比べ、ひとりの時間は100％その人のコントロール下にあるため、間違った方向に行き始めたらどこまでも突き進んでしまいます。

ひとりの時間を使って内省するときも、「あのときこうしていれば……」などと、過去に捉われすぎない姿勢が必要なのだと思います。

変えられない過去に目を向けるよりも、**反省を次に生かす未来志向ができるようになる**ことが、今の僕の課題でもあります。

まだ模索している途中ですが、未来志向をもつために大切なのは、どんな選択も肯定してあげることかなと思っています。

過去にしてきたいろんな選択が積み重なって今の自分があります。そうした1つひとつの選択は、当時の自分にとって、一番いいと思えたもの。その選択には必ず、いい未来につながる要素が含まれているはずです。

だから、僕たちがするべきは、過去の選択を後悔することではなく、**「それを選んでよかった」といえるよう全力を尽くしていく**ことではないでしょうか。

過去の選択を自分にとって一番いいものにしていく。その姿勢こそ未来志向といえるのだと思います。

まとめ <<<

- **「人と過ごす時間」と「ひとりで過ごす時間」どちらも大切**
- **ひとりの時間は「インプット」に使おう**
- **「内省」するときは過去志向ではなく、未来志向で**

NO.7

時間別「過ごし方」のこだわり

目覚まし時計は机の上に

僕は朝に非常に弱く、意思の力だけではなかなか布団から出ることができません。アラームが鳴っても、「もっと寝ていたい」という誘惑にしばしば負けてしまいます。

しかし、「アラームをセットした時間」以上に寝てしまうのは最悪。起床後のすべてのスケジュールが狂っていき、いい1日を過ごすことが難しくなります。

そこで僕は、目覚まし時計をベッドから離れた机の上に置くようにしています。こうすれば、アラームの音から解放されるには起き上がって机まで歩かなければならず、嫌でも目が覚めます。

この方法がいいのは、1日の始まりに机に向かう状態になることです。すぐに勉強にとりかかるわけではありませんが、ここで小さなスイッチが入ります。

この小さなスイッチを入れてから、最初の30分くらいはぼんやりとした状態で歯磨きや洗顔などの身じたくを行ない、ある程度、頭が動き出したところで1時間半ほど勉強してから学校に出かけるのです。

このように、僕は**本格的な活動を開始する2時間前には起きる**ようにしており、そのおかげで、QOL（クオリティ・オブ・ライフ）が高い1日を送ることができていると思っています。

とくに予定の入っていない休日も、アラームはセットします。放っておいたらいくらでも寝ていられますが、9時間以上寝ると、逆に頭がぼーっとして、1日の活動レベル自体が低下するように感じるからです。

昼休憩は完全休息の時間に

日中の予定は、その日によって違います。

午前から午後にかけてずっと大学で過ごす日もあれば、打ち合わせやテレビの撮影などが入ることもあります。

ただ、できるだけランチタイムの休憩は1時間しっかり取るようにしています。

昼時のカフェに入ると、サンドイッチなどを頬張りながらパソコンに向かっている人を多く見かけます。1分1秒が惜しいのかもしれませんが、僕には切り替えが必要。休みを取らないと午後の集中力がもちません。

だから僕は、**ランチタイムはひたすら休憩にあてます。**やり残した勉強があっても、それはいったん忘れ、親しい友人とご飯を食べ、雑談をして過ごします。

ただし、昼休憩で重要なのは、終わりの時間を守ること。いつまでもだらだらしていると、勉強のモードに戻すのが大変です。

ひどい寝不足のときは、157ページで述べたように食事の時間を削って寝て過ごします。1時間まるまる眠ることはできなくても、目を閉じてリラックスし、15分程度仮眠をとるだけでかなり頭の回転がよくなります。

集中が増す夜のルール

実は、僕がもっとも大事にしているのが、日中の予定をこなして家に帰ってからの時間帯です。僕は夜型なので、この時間帯に一番勉強がはかどるのです。

ただ、集中しすぎてしまうと、「気がついたら夜中の3時だった」ということもままあります。当然、睡眠時間が短くなります。

睡眠時間が足りないと、翌日のパフォーマンスが落ちてしまうので、なるべく早く寝たい。しかし、**集中力が高まっている状態で行なう作業は効率がいいので、翌日の睡眠不足を覚悟しつつ、集中が途切れるまで続けることもあります。**その場合は、日中に仮眠を取ってリカバリーするようにしています。

できるだけ夜の作業効率を上げるために、僕がこだわっていることが2つあります。

まず、夕食を食べたら、さっさとお風呂に入ること。というのも、体が汚いときよりもきれいなときのほうが、勉強がスムーズに進む気がするからです。

これは感覚の問題なので伝わりづらいと思います。でも、僕にとっては大事なルーティーンの一環になっています。

もうひとつは、意外に思われるかもしれませんが、作業中にテレビをつけっぱなしにしておくことです。

よくいわれているような「ある程度、雑音があったほうが集中できる」という理由からではありません。もっと現実的な損得を考えてのことです。

最近、とくに忙しくなってきたからでしょうか。「せっかく耳と目が2つずつ顔についているのに、それを全部使わないのはもったいない」と思うようになりました。

勉強に集中しているとき、両目はそれにかかりきりです。でも、耳は空いている。そこで、テレビの音を聞いて、情報を集めているのです。ただ、どちらも中途半端になってしまう恐れがあるので、注意は必要ですが……。

休日は「いつもと違う場所」に行く

1日の過ごし方を見てもらえればわかるように、僕は時間の大半を医学の勉強にあてています。ただ、それだとどうしても机に向かっている時間が長くなります。

だから僕は、休日にはできるだけ外出しています。

しかも、**非日常感がある場所に行く**ようにしています。平日は、家や大学など決まった場所の往復になりがちなので、その対極を選んでいるわけです。

非日常感があって、かつインプットも可能なところとして、美術館や博物館はとくにお気に入りです。

そして、こうした場所には、僕はたいていひとりで出向きます。

博物館や美術館では、じっくり見たいものが人によって違います。せっかくの休日、そんなことに気を遣わずに楽しみたいのです。

演劇や映画でも、人と一緒だと感想を述べ合わなければならない空気があります。それよりも、「どこがとくに印象に残ったか」「それはなぜか」のように、自分と対話する時間を大事にしたいと思っています。

もちろん、友人と映画を観に行ったり、クイズの大会に参加したりすることを選んだなら、徹底的に盛り上がります。

そういうメリハリのある楽しみ方が、勉強や仕事を頑張るエネルギーになるのではないかと考えているのです。

いずれにしても大事なのは、**「休日にやりたいことや行きたいところを決めておく」**ことでしょう。それをしておかないから、ついゲームなどに手を伸ばし、それで1日が終わってしまうのだと思います。

僕たちに与えられているのは、平等に1日24時間です。その24時間を、準備を整えて迎えるのか、なげやりな気分やだらだらした態度で迎えるのかによって、価値はまったく変わってくるのです。

まとめ <<<

- **朝は「目覚め」、昼は「休憩」がポイント**
- **夜は勉強の「ゴールデンタイム」**
- **休日は予定を決めて、積極的に外に出る**

5章

アウトプットの習慣

「学びを成果につなげる5つの方法」

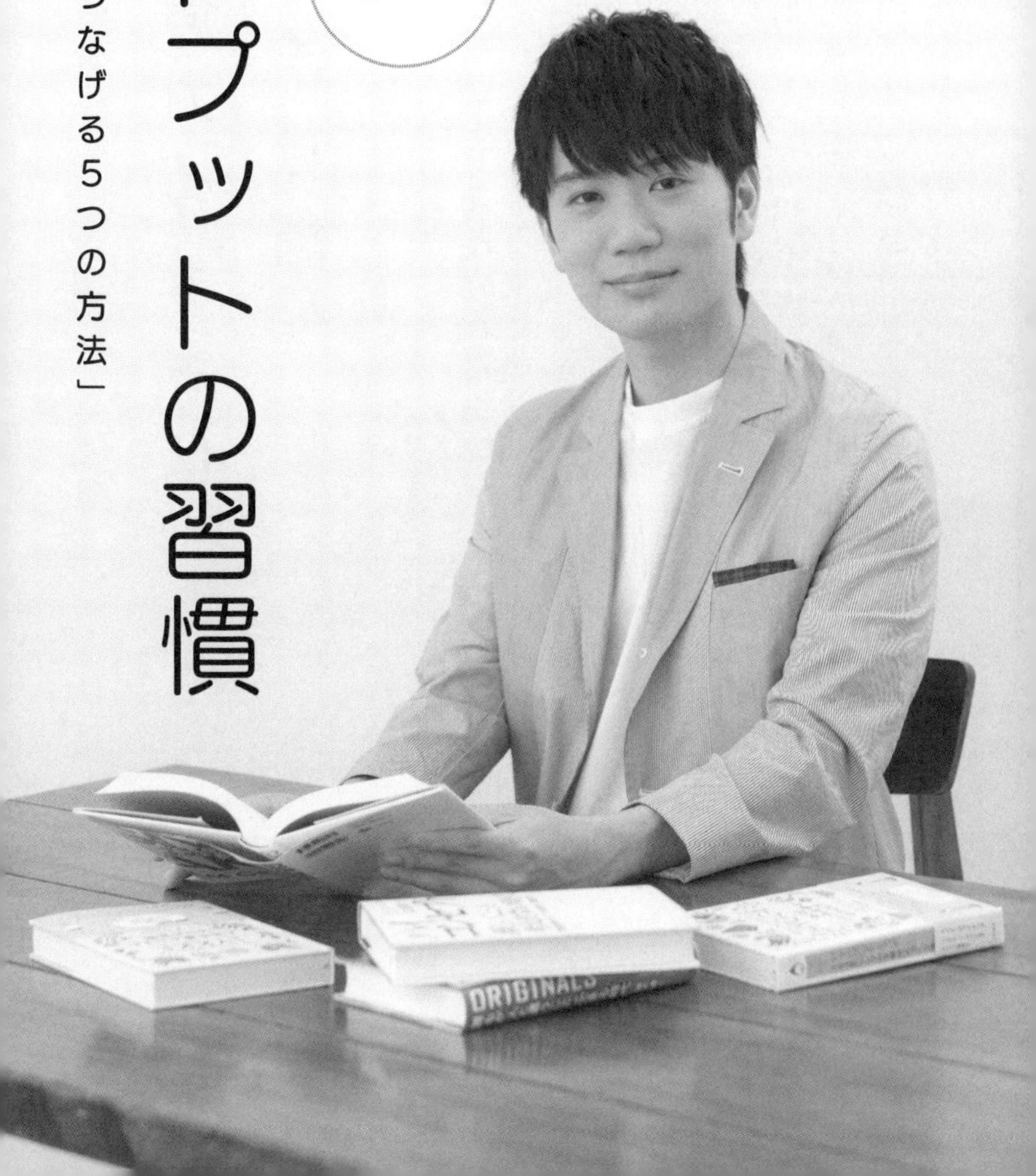

NO.1

発信力のカギは「相手目線」

「問題づくり」でまとめる力がつく

相手に何かを伝えたいときは、できるだけ「短く・わかりやすく」しなさいといわれます。でも、伝える内容をコンパクトかつ、的を射たものにするのは簡単ではありません。「わかってはいるけれど、なかなかうまくできない……」という人が大多数でしょう。

僕はクイズの問題をつくる機会が多いのですが、たくさんの材料を短くまとめてアウトプットする訓練として非常に役立っています。

とくに、早押しクイズでは「だらだら」は厳禁。80文字くらいをメドに問題をつくることになります。

ときには、たった1問のために本を丸ごと1冊読むこともあります。そうやってインプットしたたくさんの情報から、エッセンスを凝縮し、しかも伝わりやすい形で80文字にまとめていきます。

こうした作業は、確実に「まとめる力」を養ってくれるのです。もし、アウトプットに苦手意識があるのなら、トレーニングとしてクイズの問題づくりをしてみてはいかがでしょうか。

つくったクイズは友だちなど周りの人に出してみるといいと思います。

といっても、クイズ大会を開いたりする必要はありません。

普通に話をしているなかで、「じゃあ、○○ってどうしてだかわかる?」とクイズ形式で質問してみるのです。

クイズを出すときには、上から目線ではなく「相手目線」が必要です。たとえ相手が答えられなかったとしても、プライドを傷つけることなく、そのクイズを出されたことで、結果的に「よかった」と思ってもらわなくてはなりません。

そうやって相手目線の出し方を考えていくうちに、自然とわかりやすく伝える力が身についていきます。

僕がクイズを出すときには、まず相手が知っているだろう有名な情報を入れ、そこに「新しく知ってほしいこと」を加えていくようにしています。

たとえば、「日本で鰻《うなぎ》をよく食べるのは土用の丑《うし》の日ですが、イタリアではどんな日に鰻が好んで食べられるでしょう」といった具合です。

これなら、後半はわからなくても、前半は知っているのだから「半分正解」の気分になれます。

実は、イタリアではクリスマスイブによく鰻を食べます。イタリア人はクリスマスイブに肉を食べない習慣があり、鰻料理をつくることが多いのだそう。半分正解の余裕があれば、こうした答えにも素直に感心してもらうことができるでしょう。

「気持ちよく間違えられる」ように

あるいは、相手が気持ちよく間違えられる工夫も必要です。

「二酸化炭素の化学式を答えなさい」などと露骨に基本的知識を聞いてしまうと、答えがわからなかったり、忘れていたりしたときに、相手を嫌な気持ちにさせてしまうかもしれません。

でも、「二酸化炭素って地球上にどのくらいあるか知ってる？」というのならどうでしょう。

こうした漠然とした問題は、ほとんどの人が正確には答えられません。だから、「全然わからないけど、とにかく何かいってみよう」という気持ちになります。小学生なら「はい、はい、はい」と元気よく手を挙げて、思いっきり答えてくれるでしょう。彼らほどではないにしろ、大人も抵抗なく答えを出せるはずです。

万一、相手から何も答えが出てこなければ、「じゃあ、3択にします」と形式を変えていくのもいい方法です。

いずれにしても、**大事なのはクイズを楽しんでもらうこと。**相手を楽しませるクイズを出せる人は、何かを発信するときにも、相手を喜ばせる伝え方ができるでしょう。

「クイズのプレゼント」をしよう

クイズを出すときには、小難しいネタを用意する必要はありません。相手に楽しんでもらえればそれでOKです。

だから、雑談の延長線上にあるのがベストです。お互いにリラックスした状態で、どうでもいいことをしゃべっているときは、楽しみながらアウトプットを試せる場ともいえるでしょう。そうした雑談の中で、お互いにクイズを出し合っていければ、発信力もつき、新しい知識も得られるので、一石二鳥です。

最後に、僕から読者のみなさんに「クイズのプレゼント」をしたいと思います。

①三重県の県庁所在地である津《つ》市は、「世界一短い地名」としてギネスブックに申請していました（いまだにギネス認定には至っていないようです）。津市が申請したアルファベット表記は「Tsu」ではなくて何でしょう?

②アニメ『忍たま乱太郎』に登場するヘムヘム、『ちびまる子ちゃん』に登場する

山田、『サザエさん』に登場する花沢さんや中島といえば、これらのキャラクターの共通点は何でしょう？

③東京の地名「新宿」の名前の由来となった、甲州街道で日本橋の次にあった宿場は「何新宿」でしょう？

ぜひ、クイズづくりを通じて、アウトプット力を磨いていってください。

まとめ <<<

- **クイズで「短く・わかりやすく」まとめる力が身につく**
- **つくった問題は周りの人に出してみよう**
- **ぜひ、みんなで「クイズの出し合い」を！**

クイズの答え：①Z ②アニメオタクのキャラクターであること ③内藤新宿

NO.2

「話の着地点」を最初に示す

「結論から話す」だけでいい

「結論からいいなさい」

授業で発表をしている学生に、先生がこんな注意を与えているのをよく見ます。

先生がこんなふうにいうのは、「早く結論が知りたいから」ではなく、学生の話が「わかりにくいから」なのだと思います。

僕も、油断をするとすぐにこの学生のようになってしまうので、人に何かを伝えるときは、話の着地点を先に伝えるようにしています。

「○○ということがあるんです。その理由は……」と、**僕の話が「どこに向かってい**

るのか」をまず示してしまうのです。

それだけで、相手は安心してその先を聞いてくれます。

それに僕自身、着地点を示さずにいると、長くしゃべっているうちにいいたいことが次々出てきて、「全然違う結論に」着地してしまうこともあります。

相手の安心のためにも、そして、自分が消化不良を起こさないようにするためにも、先に着地点を示し、それをお互いに共有しながら会話を進めていくのはいい方法だと思っています。

また、話している途中に、相手の理解度を確認するのも忘れないようにしています。

人は、誰かがしゃべっているときに、それをせき止めてまで質問を挟んではきません。わからなくても、そのまましゃべらせてくれます。

だから、話しているこちらが「相手はどこまでわかっているか」に気を配らないと、双方の認識がどんどん乖離《かいり》してしまい、ただの自己満足の「独演会」に終わってしまう危険性があります。

むしろ、**「うなずいてはいるけれど、相手はわかっていないかも?」**くらいのつもりで注意深く探っていく必要があると思います。

わかっていない人の特徴としては、説明して「わかった？」と聞くと毎度すぐにうなずく傾向にあります。逆に、話をきちんと理解している人は、いったん考え込むような様子を見せることが多いです。

また、わかっていない人に「質問ある？」と聞いてもあんまり質問が返ってこないように思います。僕も結構経験があるのですが、自分が全然理解していない状態で質問するのは、「とんちんかんなことといってるんじゃないか？」と思ってしまって怖いですよね。

そういったサインに気づいたら、違う言葉に言い換えて説明したり、具体例を示したりしながら、相手が理解できる方向にもっていくようにしています。「わかってないですよね？」と聞くのは相手の心を傷つけてしまうことにつながりかねないですし（僕だったら嫌です）。

「相手に響く」たとえ話のコツ

会話では、極力やさしい言葉を使うように意識しています。

ときどき、患者さんに対して専門用語をそのまま口にする医師がいます。正しい言葉を使わなくてはいけないと思っているのでしょうが、患者さんの立場になれば「もっとわかりやすく伝えて」と感じるはずです。

僕は、文書ではなく口で話して伝えるときは、正確性はさほど重視されないと思っています。それよりも、相手が情景を思い浮かべられるか、イメージできるかを重視しています。

そのために、「これは伝わりやすいな」という話し方のレパートリーを増やしていくことを意識しているのです。

たとえ話は、増やしたいレパートリーのひとつです。

ただ、使う相手をよく見極める必要があります。

「ホームラン狙いではなく、ヒット狙いでコツコツ実績を積んでいきましょう」というのは、野球が好きな人にはわかりやすいたとえです。しかし、相手がまったく野球を知らなければ、こちらの意図しているところは伝わりません。そんなたとえ話なら使わないほうがいい。

たとえ話を使って伝えたいのであれば、まずは、その相手に興味をもつことが大事だということです。**相手が好きなもの、関心があるものを頭に思い浮かべて、それを使って表現できないか考えてみる**のです。

上手なたとえは、相手の理解を促すのはもちろん、会話を面白くする効果もあります。会話の中でアドリブ的に使っていくには、ある程度慣れが必要なので、まずは友だちとの雑談など、気軽な場面で使ってみてください。

まとめ <<<

- **まずは「結論」から伝えよう**
- **相手の聞く様子から「わかっているか」を見極める**
- **たとえ話は聞き手の「関心があるもの」で表現する**

NO.3

理解が深まる「教え合い」

知識は「相互作用」で広がる、深まる

新しく何かの知識を「覚えた」ときに、それがすなわち「わかった」といえるわけではありません。

「覚えた」というのは、元となる文章や画像などがそのまま頭の中にコピーされたにすぎない状態です。

それを整理し、いつでも頭の中から引っ張り出せる状態になってはじめて、「わかった」といえるのだと思います。

しかし、自分ひとりでその状態になっているかを確認しようとしてもなかなかうま

くいきません。インプットした段階で、本人は「わかった」気になっているケースが多いからです。

一番いいのは、誰かに教えてみることです。

インプットしたものを、目の前の相手に伝わるようにアウトプットしてみてはじめて、その知識が自分の中でどれだけ整理されているかがわかります。

僕自身、「自分では理解していたつもりだったのに、話しているうちによくわかっていなかったことに気づいた」という経験があります。途中で、「それ、どういうこと？」「違うんじゃないの？」などと指摘を受けることもあります。

そういうときには、相手にも一緒に考えてもらい、検証し合いながらお互いの知識の穴を埋めていけばいいのだと思っています。

「長所」「短所」が見えてくる

もちろん、教えてもらう側に立つこともとても有意義です。

一生のうちに経験できることには限度があります。だから、自分が手を伸ばせないところは人の経験によって学ばせてもらいましょう。そうやって、**お互いに「教え合う関係」がつくれたら最高**だと思うのです。

有意義な教え合いにするためには、教えてもらう側の姿勢も大切になってきます。黙って聞いているだけではなく、あいづちを打ったり、感想を伝えたりして、相互作用のあるやりとりになるよう意識しましょう。そうすることで、教える側も自分の話している内容を客観的に評価できるようになります。

もしかしたら、東大生は他人に頼ることなく自力で知識をつけているというイメージをもっている人もいるかもしれません。しかし、僕の周りにいる東大生は、人から積極的に教わろうとする人がほとんどです。

きっと、これまで勉強してきたなかで、自分の知識がいかに狭いかを思い知っているからだと思います。

実際に僕自身も、大学の勉強で教え合いを実践しています。

医学部の友だちと、国家試験対策の勉強会を開いて教え合いを行なっているのです。それぞれが得意分野をもっているので、わからないことがあっても誰かしら正しい答えを教えてくれます。

　こうした**教え合いを繰り返していると、自分が人よりも優れているところも、そうではないところも明確になります。**「僕はどんな武器をもっていて、何を専門にしていくべきなのか」が見えてくるのです。

　そして、その分野に関しては「自分が一番詳しくないといけない」という自負も生まれるため、よけいにモチベーションが高まり、学ぶことが楽しくなっていくというプラスのスパイラルが生まれるのです。

スポーツでも、家事でも、雑学でもいい

　教え合いは、勉強に限らなくてもいいと思います。

　流行について、スポーツについて、家事について、雑学について……どんなことでも教え合うことで知識が磨かれていくはずです。

　たとえば、ボタンの付け方がわからなくて困ったとき。本やネットで調べることもできますが、目の前で誰かにやってみせてもらうのが一番いいでしょう。

そして、一方的に教えてもらうだけでなく、隣の人に「こうするんだって」と伝えていくと、より理解が深まります。

わからないことをそのままにせず、「どうするの？」と聞ける人、「こうするんじゃないの？」と教え合える人は、自分ひとりで学ぼうとする人よりも、効率的に知識を深めていくことができるのです。

まとめ

- **「覚えた」＝「わかった」とはいえない**
- **理解できているかは「誰かに教える」ことでチェック**
- **「教え合う関係」をつくって知識を深めよう**

NO.4

思いついたことは〝すぐに〟発信

SNSは「メモ的」に使う

昔は「発信」というと、新聞やテレビなど限られた媒体しかなかったので、ごく一部の有名人や知識人しかできないことでした。

しかし今はSNSが爆発的に普及したことで、誰でも気軽に情報発信ができる時代になりました。僕自身もTwitterのアカウントをもっていて、たまにつぶやいています。

ただ、僕の場合は、誰かに伝えるためというよりは、思いついたことをメモするようなつもりでやっています。

・「じこけ」まで打った時に「自己啓発」「自己顕示」「自己嫌悪」のどれがサジェストされるかで性格がわかる説
・テレビで「1日」を「いっぴ」と読んでいたので驚いた。家族に聞いてみると「普通に言う」と返されてさらに驚き。これまで一度も耳にしたことなかったよ
・「お茶漬け」は漬けるものが主体になっているけど、「漬けまぐろ」は漬けられるものが主体になっている。今日の気づき

このように、自分が「へえ、そうなんだ」「面白いな」と感じたことを書いているだけだから、人から見たらどうでもいいネタがほとんどかもしれません。

それでも、どんどん投稿するのは、自分を振り返るときのいい材料になるからです。投稿には日時も残るので「あのとき、こんなこと考えていたんだ」ということが確認できて便利なのです。

また、SNSは、**「すぐに」書いてこそ、その価値が生かせる**と僕は思っています。すぐに書かなければ忘れてしまうし、そのときの「温度」みたいなものは失われてしまうでしょう。

もちろん、人を傷つけるような投稿は避けなければなりませんが、「こんなこと思いついた」というレベルのものであれば、どんどん発信したらいいと思います。

「練りに練った10問」より、「8割の出来の100問」を

自分の発信に対して、周囲がどういう印象をもつのかという判断尺度にもなるので、「Twitter のリプライなどはチェックしています。

ただ、**相手からいい反応をもらおうとは考えない**ようにしています。

基本的に、人に何かを伝えるときには、どうしても不完全さは生まれます。ましてや、不特定多数を相手に発信するとき、すべての人にこちらの意図が伝わるはずはありません。

だから、自分の発信に完璧さは求めません。それによって、息苦しくつまらない世界に入り込んでしまうのが嫌なのです。

クイズを例にとって説明するとわかりやすいでしょうか。

100％の力を発揮して、練りに練った10問をつくるのは大変です。一方で、80％

くらいの力で100問をつくるのはさほど苦ではありません。

では、実際に解くほうの立場になって、どちらが求められているかといったら後者でしょう。たくさんの問題にふれられるほうが楽しんでもらえるはずです。**「完璧に」というのはひとりよがりな考え方**なのです。

僕たちの頭の中に眠らせてあるアイデアというのは、その段階では自分ひとりの視点からしか検討できません。でも、それを外に出してみると、いろいろな人の目にさらされることになります。

だから、眠らせたままで「完璧になるまで考えよう」とするのは効率が悪いと僕は思っています。むしろ、どんどん出して周囲に一緒に考えてもらうぐらいのつもりでいいのではないでしょうか。

僕は以前、思いついたクイズの企画を、「どうせ実現できないだろう」と思ってずっと寝かせておいたことがあります。たまたまその企画のことを友だちに話してみたところ、いろんなアイデアを出してくれて、とんとん拍子で大会を開くところまで話が進みました。

アイデアというのは寝かせておいてもカレーと違ってなかなか魅力のあるものにはならないようです。

むしろ大事に大事に温め続けていると、実際よりもいいものに見えてきてしまって危険な気すらします。

そもそも、人の捉え方は千差万別です。Amazon のレビューなどを見てもわかるように、同じ商品に対して、絶賛している人もいれば、酷評している人もいます。つまり、誰にとっても完璧というのはありえないのです。

反応を「考えるきっかけ」に

だから、**ひとまず発信してみましょう。**もしかしたら、自分が思っているよりもいい反応が返ってきて、自信がつくかもしれません。

逆に、反応がイマイチで、いろいろ指摘を受けるかもしれませんが、それはアイデアをさらにブラッシュアップするいい機会です。

いい反応でも、悪い反応でも、得られることはあります。せっかく誰でも発信できる世の中になってきているので、うまく活用して、自分の考えを深めていくきっかけにしていくといいと思います。

まとめ

- **「完璧なアウトプット」なんてありえない**
- **思いついたことは「すぐに」発信してみよう**
- **相手の反応から「アイデア」「考え」を深めていく**

NO.5

発信の場を「複数」もつ

「知らない間に偏る」のが一番怖い

発信の場は、複数もっていたほうがいいと思います。しかも、そのなかに、自分とは逆の価値観をもつ人たちが集まっているような場を、あえて入れ込むことをおすすめします。

というのも、とくにSNSでは、自分と似た感性をもつ人とつながるケースが多いからです。

たとえば、Twitterでクイズのことばかりつぶやいていたら、フォロワーもクイズ好きな人たちが多くなっていきます。

そこでは、自分の発言は肯定されるし、人の発言も納得のいくものがほとんどです。まるで、大勢の「プチ自分」に囲まれているような状態です。だから、居心地がいいのはたしかなのですが、そこは間違いに気づきにくいぬるま湯の世界なのです。

ひとつの場に同じような感性の人ばかりが集まれば、その感性が「大多数を占めている」ということになります。しかし、実際にはそれは誤りで、本当は異なる感性をもっている人が大勢います。SNSは自分の見方の偏りに気づきにくくなってしまう危険性があるのです。

世の中の多様な考えを見失わないためにも、いろいろな場で発信して、反対意見をもらうことも大事だと思っています。

僕は自分の発言に躊躇《ちゅうちょ》なく「それは違う」と批判してくれる場を大事にしています。男子校育ちということもあり、殴り合って（物理的な意味ではないですが）友情をはぐくむ文化で生きてきました。

変に気を遣ってなれ合いの肯定をもらうよりは、**ダメなものをきちんとダメといっ**

てくれる場所を大切にしたいと思います。

「意外な場所」が自分を広げてくれる

僕自身、内向きな性格なので、テレビに出演したり、雑誌の取材を受けたりすることにかなり抵抗がありました。不特定多数の人から一斉に注目を浴びるような発信をすることに怖さを感じていたのです。

それよりは、クイズ好きだけが集まっている、自分にとって居心地のいい世界にいたいなと思っていました。

ところが、実際にテレビの収録などに参加して、いろいろな人に会うようになったら、世界が急速に広がっていく感覚がありました。**それまで自分がいたところがいかに狭く、偏っていたかを思い知った**のです。

それまでの僕にとって、テレビというのは「一般人」と「芸能人」を画すためのプロセニアム・アーチ（観客席と舞台を区切る額縁型の枠）であり、ひとたびそこをくぐったらまったくの別世界が広がっていると思っていました。

しかし、実際に自分がそちらの世界に足を踏み入れると、僕らの世界の延長線にすぎませんでした。俳優はイケメンで、芸人は面白いといったことに間違いはありませんが、彼らはエンターテインメントのための装置ではなく、「ただの人」でした。もっというと、そういった「ただの人」が外界に向かってきれいで面白そうなものを発信し続けることで、サーカスのように美しくきらびやかな芸能界が創り出されていくというさまもまた新鮮でした。

画面越しでは意識することもないADやプロデューサー、カメラマンといった裏方の方々も、芸能界という夢の国づくりに欠かせない存在でした。

こういった仕組みは家でどんなに一生懸命テレビを観ていても気づけなかったでしょう。

133ページでも「経験知」についてふれましたが、まさにこれは実際に経験してみてはじめて得られた知見でした。

それに、「そういうしゃべり方は印象が悪い」とか「もっと滑舌よく話せ」とか、あげくは「姿勢が悪いぞ」など、普段会っている人からはいわれないような指摘ももらうようになりました。

でも僕は、不思議と不快感は抱きませんでした。今まで僕がいたのは、「クイズさえ強ければ何をやっても許される」みたいな世界だったので、そんなふうに、社会に出るうえで必要なふるまいがあるのかと新鮮な気持ちになりました。

テレビに出て発信しなければ、こうした「意外な反応」をもらうことはできなかったと思います。日常生活でも、姿勢に気をつけるようになりましたし（笑）、苦手な場にも挑戦してよかったなと思っています。

「内向き」と「外向き」のバランスを取る

もちろん、ひとりの人間として、「僕は僕」と己を通していく部分は必要でしょう。でも、その前に社会において当然、守るべきものがあります。それができてこそ、はじめて「僕は僕」の価値も認められるのではないでしょうか。

思い切ってテレビに出てみなければ、相変わらず内向きの世界に閉じこもり、誰も聞いていないのに「僕は僕だから……」などとつぶやいていたかもしれません。

発信は、自分の世界を広げてくれます。自分の興味関心のあるテーマや、よく使っている媒体で発信するのもいいと思いますが、どうせ世界を広げるなら、**自分にとって未知の方向へアウトプットしてみる**のも面白いと思います。

まとめ <<<

- **「内向きの世界」に閉じこもると思考が偏る**
- **僕は苦手な「テレビ出演」で新たな発見をした**
- **「居心地の悪い」発信場所をもとう**

特別付録

水上颯をつくった 10冊

THE BOOKS OF
MIZUKAMI'S
CHOICE 10

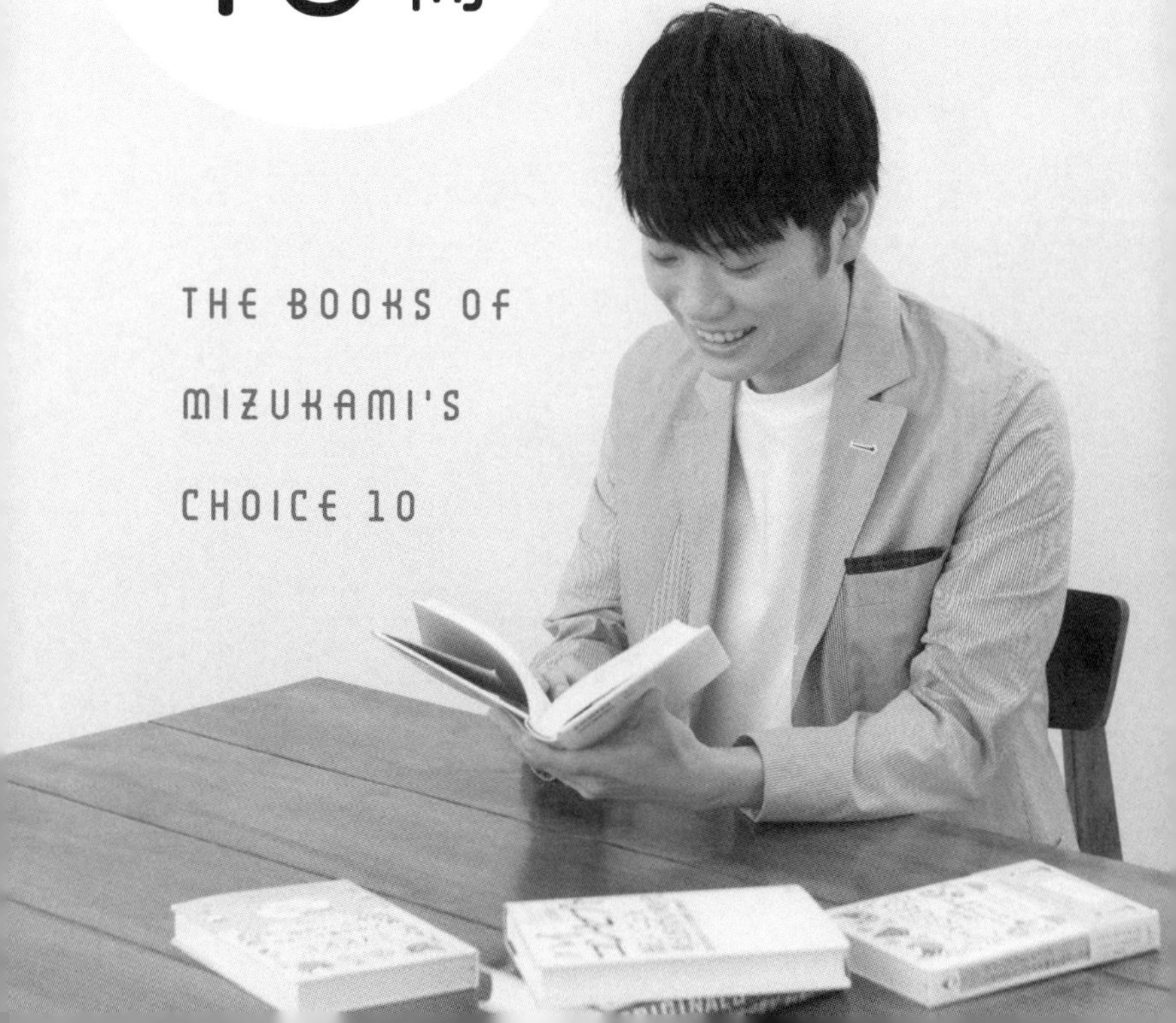

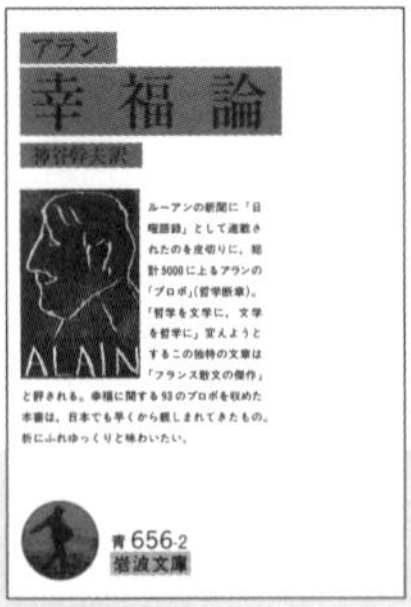

『幸福論』

アラン 著
神谷幹夫 訳
（岩波書店）

BOOKS 1

「幸せ」は行動とともにある

フランスの哲学者エミール・オーギュスト・シャルティエが「アラン」というペンネームで書いた文章から、幸福をテーマにしたものが編纂《へんさん》されています。いろいろな出版社から出ていますが、僕が読んだのは岩波書店のものです。

中学時代にこの本を手にしたのは、「幸福とは何かを知りたかった」の一言に尽きます。当時は、「幸せになりたいなあ」という思いが強く、しかし「幸せになるって難しいな」と苦しんでいた時期でもありました。

そこで、この本を読んでみると、それは自分しだいなのだということが書いてありました。幸せとは、ただ口を開けて待っているだけではダメで、自分から行動しないと手に入らないものなんだと。

わかっているようで理解し切れていなかったことを、あらためて教えてくれた1冊です。

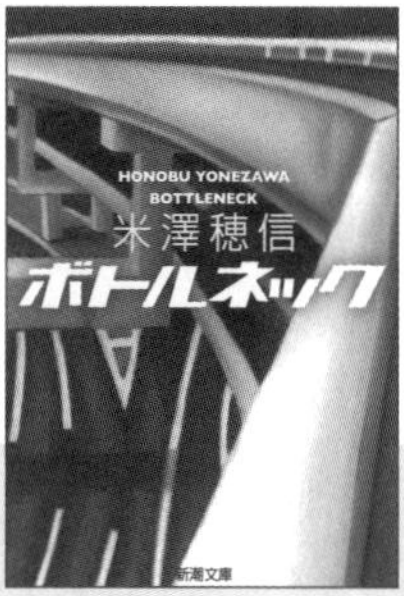

『ボトルネック』

米澤穂信 著
(新潮社)

BOOKS
2

「生きる」のはつらくて、怖い

もともと僕は米澤穂信さんが好きで、著作はたいてい読んでいます。でも、この本は暗澹《あんたん》たる気持ちになってしまって、決して楽しく読み進めることはできませんでした。「生きるのは怖いな」と思ったほどです。

しかし、強烈に印象に残っています。いってみれば、僕の中学時代の暗さをつくった作品のひとつです。

ミステリーなのでネタバレは厳禁。内容については踏み込みません。ただ、若者の「生きづらさ」みたいなものは見事に描かれていると思います。

今でも読み返すと苦しくなってしまいます。

だったらなぜ読むのかと聞かれそうですが、自分と向き合いたいときに手に取っています。

そういうことができる、ちょっと重い本です。

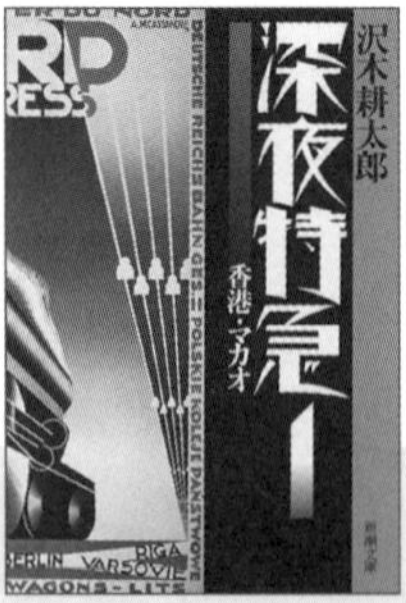

『深夜特急』

沢木耕太郎 著
（新潮社）

BOOKS 3

世界は「未知」で溢れている

沢木耕太郎さんが、自ら世界を旅した経験をもとに書いた紀行小説です。

はじめて読んだ中学生のときは、「この人、なぜあえてこんなにつらい思いをしているの？」と不思議に思ったのですが、大人になってマカオに行く飛行機の中で読み直し、自分が旅する地域と小説に描かれている内容がリンクする魅力にすっかりハマりました。旅先で読書する面白さを教えてくれた本です。

もちろん、これが書かれたときと現在では、世界の情況も違います。30年以上も前にバックパッカーとして旅するのは、ずいぶん危険も伴ったはずです。それは僕には真似できません。でも、そういうところも含めて「世界は広いな」とワクワクさせてくれました。

僕が読んだのは6巻に分かれた文庫本で、どの巻もそれぞれ味わい深かったです。

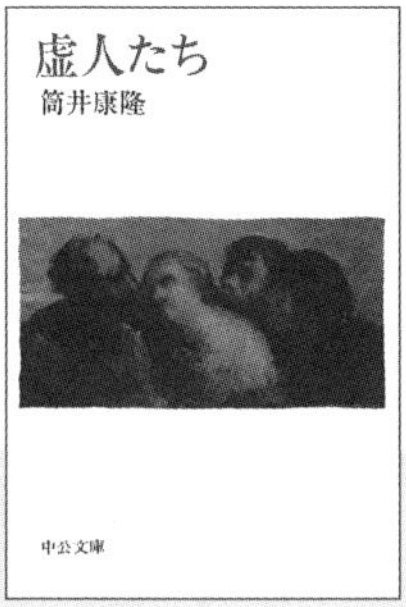

『虚人たち』

筒井康隆 著
(中央公論新社)

BOOKS 4

「文学」にはまだまだ可能性がある

筒井康隆さんの作品は短編が多いですが、これは長編。

主人公の会社員が、妻と娘を誘拐されるというところから物語は始まります。しかし、ストーリーそのものよりも、書き方の実験的手法が面白い本です。筒井さんが、小説手法の限界に挑んでいる作品なのです。

いろいろな仕掛けがなされているのですが、そのひとつが「原稿用紙1枚分で1分間を書く」という定時法がつらぬかれているというものです。

そのためすべて現在形で書かれており、セリフ部分には読点もありません。

いつもの読書をする感覚で読み始めると面食らうかもしれません。決して読みやすい本ではありませんし難解ですが、文学の可能性についていろいろ考えさせてくれます。

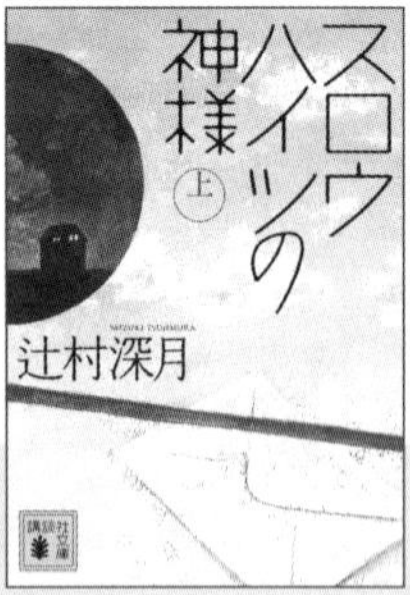

『スロウハイツの神様』

辻村深月 著
（講談社）

BOOKS 5

★★★

「温かい世界」のつくり方

辻村深月さんは僕と同じく山梨県出身で、ちょうど本を読み始めたころに処女作『冷たい校舎の時は止まる』（講談社）を発表してデビューしたので、なんとはなしに親近感をもっていました。

若いクリエイターの卵が暮らす「スロウハイツ」というアパートを舞台にした青春群像劇です。思い悩む若者たちの心情を非常にシビアに描いていて、胸が痛くなるような場面も多かったです。

しかし、作品全体の雰囲気として、どこか温かな空気が流れているのが印象的でした。

「創作」の現実を鋭く見つめた内容ながら、このような温かい世界をつくることができるという意味で、クリエイターという仕事の魅力を強く感じました。

若い読者さんにとくに読んでほしい1冊です。

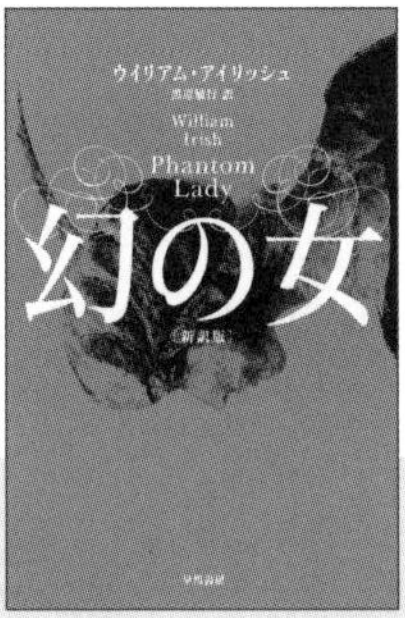

『幻の女』
ウイリアム・アイリッシュ 著
黒原敏行 訳
（早川書房）

BOOKS 6

「難解な謎」と「解決の爽快感」

ニューヨークを舞台にした推理小説の名作です。１９４２年に出版されたもので、もはや古典的作品といえますが、今読んでもドキドキします。日本でも、何度か映画やテレビドラマになっています。

僕がはじめて読んだのは中学時代。当時は、海外ミステリーの翻訳文の堅さが好きになれず、もっぱら日本の推理小説を読んでいました。しかし、この作品はそんな僕の偏見をぶち壊してくれました。内容がよく組み立てられているし、文章も面白い。読後に、謎が解けてスッキリする気持ちよさを味わわせてくれます。

とくに、人生に影響を与えたというようなことはありませんが、「本を読むって楽しい」と感じさせてくれるのはたしかです。

僕が読んだのは１９７６年に刊行されたものですが、２０１５年に新訳版が刊行されています。

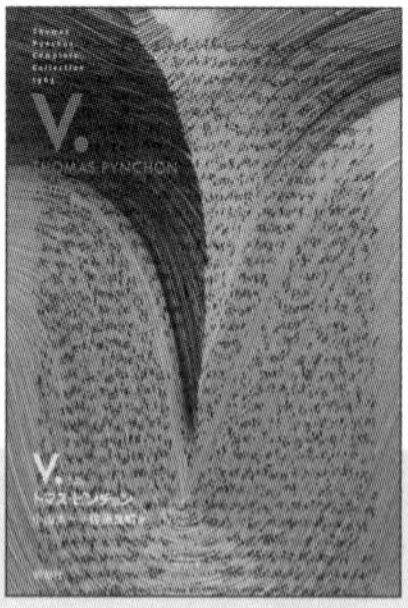

『V.』

トマス・ピンチョン 著
小山太一、佐藤良明 訳
（新潮社）

BOOKS 7

投げ出したくなるほどの「重厚さ」

アメリカの作家トマス・ピンチョンの処女作で、1963年に発表された長編小説です。

ピンチョンの作品はどれも難解で読みづらい部分があるのですが、それが逆に重厚さを醸し出しており、多くのファンを獲得しているようです。

現代のニューヨークを舞台にした物語と、「Vの女」に関する挿話という2つのパーツが入り組んで展開されるこの作品は、とくに複雑。内容を説明するのは不可能に近いと感じています。読み手が本気で取り組まないと歯が立たず、途中で投げ出してしまう人もいるはずです。

この作品で、ピンチョンはフォークナー賞を受賞しますが、押し寄せるマスコミを避けて山奥まで逃げたといいますから、作品同様変わった人なのでしょう。

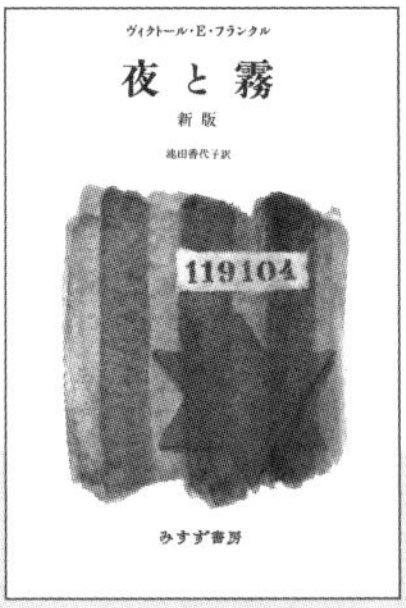

『夜と霧』

ヴィクトール・E・フランクル 著
池田香代子 訳
(みすず書房)

BOOKS
8
★★★

人生を無条件に「肯定」する

自分から選ぶより先に、周囲から「読んだほうがいいよ」とすすめられました。人の命に関わる医師を目指すうえでも、避けて通れない一冊だと思っています。

著者のヴィクトール・フランクルは、ユダヤ人としてナチスの強制収容所に収監されます。

精神科医かつ脳外科医でもあったフランクルは、収容所の人々について心理学的考察を行ない、それをのちにまとめたのが本書です。いまや、世界中で古典的名著として扱われています。

動物以下の扱いを受け、隣の人がむごたらしく命を奪われていくような劣悪な環境にあって、人間らしさを失わずに夢をもって生きようとするさまが描かれています。

その内容の悲惨さとは逆に、人生を無条件に肯定する作品なのだと思います。

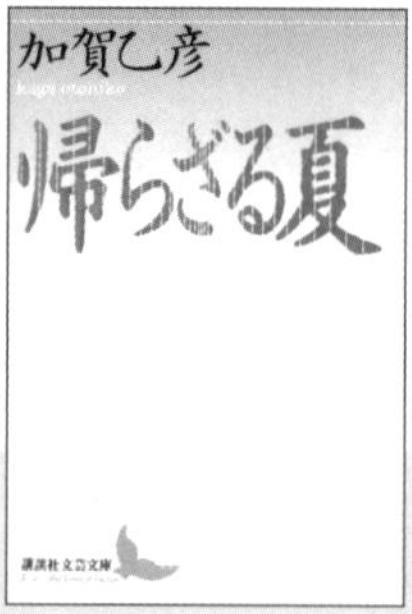

『帰らざる夏』

加賀乙彦 著
(講談社)

BOOKS 9

帰ってこなかった青春

第二次世界大戦下で陸軍幼年学校に進んだ少年が、厳しい訓練に耐え、軍国思想に染まっていくものの、敗戦。玉音放送を否定して自決するという切ない物語です。

先輩たちとの友情を超えたやりとりや、戦時下に生きる若者の青春の苦悩が美しい文章で見事に描かれていると感じました。

読み終わって放心状態になったのを覚えています。

実は、著者の加賀乙彦先生には、東大医学部の「鉄門だより」という新聞の取材でお目にかかる機会がありました。

先生は当時すでに80代でしたが、現役の精神科医として活躍し、執筆活動も続けておられました。取材が終わるやいなや「原稿書きたくなったから」といって颯爽《さっそう》と去っていかれるバイタリティに圧倒されました。

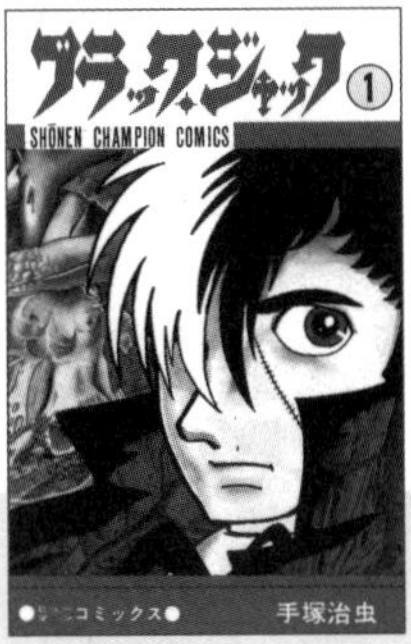

©Tezuka Productions

『ブラック・ジャック』

手塚治虫 著
（秋田書店）

BOOKS 10

なぜ人を救うのか？

親が医者だったこともあって、僕は幼い頃から「自分も医者になるんだろうな」と思って育ちました。あくまで「なるんだろうな」レベルです。そんな漠然とした気持ちを、「なりたい」というたしかなものに変えてくれたのが、中学生のときに読んだ漫画『ブラック・ジャック』です。

無免許の天才外科医ブラック・ジャックが、見事な手腕を振るって人の命を救う姿に、「医者っていい職業だな」と感動したのをよく覚えています。

作者の手塚治虫さん自身が医師免許をもっており、漫画ゆえの「それ、ありえないでしょ」という設定であっても荒唐無稽にならないので、今読んでも面白いと感じます。根底に徹底したヒューマニズムが貫かれていて、「どういう医者を目指すのか」という自らのあるべき姿について、いつも原点に立ち返らせてくれる一冊です。

おわりに

最後までお読みいただきありがとうございます。

書き始めた当初は、さっと読めて、さっと実践できる本でもいいかなと思っていました。しかし、「実際にやっていることを写真で見せたい」「おすすめの本も紹介したい」とどんどん伝えたいことが出てきて、結果、そこそこのボリュームになってしまいました。

僕の得意な?雑学知識やクイズなども入れ込みつつ、楽しく読めるように工夫したつもりですが、いかがでしたか?

「はじめに」でもお伝えしましたが、僕の生き方は、習慣によって形づくられています。自分の思考回路、行動規範もまた、これまでに積み上げてきた習慣が大きく寄与しています。

やっていることは日常に溶け込むような些細なことばかりですが、それを1週間、1ヵ月、1年と続けていると、大きな進歩につながります。山登りで、目の前の道に集中して一歩ずつ進んでいったら、あるとき突然、自分がかなり高いところまで来ていることに気づく。そんな感覚に近いかもしれません。

たとえば受験だったり、たとえば就活だったり、たとえば転職だったり、僕らは人からの評価を受けたり、客観的な点数によって判断されたりする機会は多いです。

しかし、自分の価値を定めるのは自分自身です。他人がつくった勝手な指標ではありません。最後に嘘をつかないのは、自分の積み上げてきた生き方だと僕は信じています。

「習慣」をテーマにしたのは、頭を鍛える方法を伝えたいという理由だけではありません。日々ちょっとずつ積み上げてきたものが、きっといつかみなさんの支えになる、一歩踏み出す勇気をくれる。そう確信しているからです。

僕はこれから医師国家試験を受けて、社会へと出ていくことになります。これまで以上に、周りの人から評価されたり、結果を求められたりするようになるのだと思います。そんな中でも、僕は自分を見失わないでいられる自信があります。その自信の源となっているのが、ここまで自分をつくり上げてくれた「習慣」なのです。

最後に、この本は多くの人の協力を得ることで、完成させることができました。みなさんの力と時間を、僕の本に投資していただき、ありがとうございます。「かかわってよかった」と思えるような本にできているでしょうか。

ここまで読んでいただいた読者の方々にもお礼をお伝えします。僕はこれまで、人生を変えてくれるような本に何冊か出会っていますが、この本がみなさんにとってそういう一冊になってくれれば……。ちょっと大げさですね。

ただ、それくらいの想いを込めてつくった僕のはじめての著書です。本書が、みなさんの勉強や仕事、日々の生活を少しでもいい方向に変えるきっかけとなることを願っています。

水上颯

東大《とうだい》No.1頭脳《ずのう》が教《おし》える
頭《あたま》を鍛《きた》える5つの習慣《しゅうかん》

著　者——水上　颯（みずかみ・そう）
発行者——押鐘太陽
発行所——株式会社三笠書房
〒102-0072 東京都千代田区飯田橋3-3-1
電話：(03)5226-5734（営業部）
　　：(03)5226-5731（編集部）
http://www.mikasashobo.co.jp
印　刷——誠宏印刷
製　本——若林製本工場

ISBN978-4-8379-2800-3 C0030